大活字本シリーズ

平井富雄

心の危機をみつめて

精神医学の立場から

埼玉福祉会

心の危機をみつめて

精神医学の立場から

装幀　関根利雄

目次

第二章　心が危機に陥るとき……六一

——臨床例から考える——

心の危機をみつめて

——精神医学の立場から——

第一章　心とはなにか

一　『こゝろ』という小説

『こゝろ』という夏目漱石の小説がある。ある書生がふとしたことから隠者めいた「先生」と知り合って、美しい奥さんと二人で優雅な生活をしていながら、世間から見れば生きているのか死んでいるのかわからぬ「先生」に、しだいに惹かれていく。そして先生の「秘密」と、語り手である「書生」の家庭のいざこざやその俗的生活が縦糸と横糸を織りなして、「秘密」がわかったとき、もう「先生」はこの世にいない。そんな筋立てで、小説としてはしごく簡単であるが、日本の現代小説で人間の「こゝろ」をこれほど深く形象化し得た作品はない。

その「秘密」とは、「先生」が自分が最も尊敬する、最も親しい友人の競争相手となって、親友を出し抜いて醜い手段（？）で、二人が恋している「お嬢さん」をもらってしまう。その結果、尊敬する友人は自殺する。そのつらさを心にかかえて、あとの一生を苦悶する「先生」の「こゝろ」は、先生の奥さんや、語り手の「書生」には謎である。その謎は、最後の「先生の遺書」によって明らかになる。「先生の遺書」の最後の文章――「私は私の過去を善悪ともに他《ひと》の参考に供する積《つもり》です。然《しか》し妻《さい》だけはたった一人の例外だと承知して下さい。私は妻には何も知《し》らせたくないのです。妻が己《おの》れの過去に対してもつ記憶を、成《な》るべく純白に保存して置《お》いて遣《や》りたいのが私の唯一の希望なのですから、私が死んだ後でも、妻が生きている以上は、あなた（書生のこと）限《かぎ》りに打ち明けられた私の秘密として、凡《すべ》てを腹《はら》の中に仕舞って置いて下さい」と（括弧内は筆者の註。岩波書店、漱石全集『こゝろ』）。

漢字の多かった当時、あえてこの小説の題名を、「こゝろ」と平仮名に託したのは、漱石の趣味だけではなく、心の持つ秘密というものの複雑さを、「こころ」としなくては表現できない、と考えたからなのではあるまいか。そして、複雑でありながら単純でもある、そういう心を『こゝろ』として漱石はある人の一生に託して語りたかったのであろう。『こゝろ』は、まことに「心にくい」ほど首尾一貫した小説であるように思われる。

二　心という言葉

心を意味する言葉はいろいろある。気持、気分、気力、などから、魂、精神、などなどである。これに、心ばえ、心づくし、心持ち、心変り、心なし、などの接尾語をつける表現を加えれば、心を意味する言葉は非常に多くなる。これらにくらべると、精神とか魂とかいう言葉は現代ではあまり好まれないようである。かつて、全世界を敵にまわして戦争したころには、軍人精神、大和魂などの言葉がはやった。また精神力、魂胆など、その正体がなにかわからぬ言葉さえ流布されたのを私は知っている。これらは、「こころ」自体の表現というより、ある対象に向かう指向性を示す「意思」と考えたほうがよいだろう。もっとも密教系の宗教語ではこれらも心のなかに含められているという。さらに、オカルトブームや超能力の秘密を説明するのに、魂や精神などの言葉は大変に便利な用語になっている。

人は生きているかぎり、何かを望み、何かを期待し、それに絶望したり喜んだり、そして苦しみと喜びの両方を味わうという「心の歴史」を持つ。それは人びとの言葉や態度のなかに現われる。この現象を追いつづけ、探りつづけ、そして心の病いを治す努力をつづけている過程で、その人の「心の歴史」がわかってくる。つまり、その人でなくては味わえなかった事柄がその人の「歴史性」として現われてくるのである。

漱石の『こゝろ』は、読む人の人生観、価値観、年齢、それに過去の生活の歴史によって、いろいろな感慨を生じさせるし、また、だからいつ繰り返して読んでも、新しい感慨にひたらせてくれる。個人の心のもつ「歴史性」とはそのようなものなのである。

三　「感情移入」のむずかしさ

精神科医になって、私の生活の「歴史」にも、三十余年の月日が流れ、ふり返るとその折々の患者さんたちの憶い出がたくさん浮んでくる。それもちょうど彼らと治療の場で接していた私の過去の姿といっしょになって、脳裡に蘇ってくる。

六十歳を超えたＡさんの悩みを治そうとしていた、三十歳代の半ばにさしかかった私の姿が浮かぶ。Ａさんには三人の子どもがあった。皆、独立して世帯を持っている。末っ子の年齢がちょうど私と同じであったから、Ａさんはさぞ「頼りない先生」と思ったのではあるまいか。しかし、彼はそういう素振りさえ示さなかった。それだけの余裕がないほど、Ａさんは一番上の娘ムコのことで心を痛めていたからだったのではないだろうか。

ここで、事の顚末を説明しておこう。彼は苦学力行の士で、腕一本で従業員一千人に近い企業を作りあげた。娘ムコは、有名大学卒の秀才で、彼の会社の経理担当の重役であった。経理の冴えはすこぶる見事である。Aさんは、会社の経理のすべてを娘ムコに委ねてよいと判断し、また、それ相応の献身を重ねる「ムコ」に満足し切っていた。銀行との折衝も上手。役員会議の運営も、社長であるAさんをたてて器用に運んでくれる。学歴のないAさんの劣等感を、「ムコ」は無用に刺激しないばかりか、学歴の錚々たる重役連中に、Aさんの決断・判断能力を納得させるような発言をソフトにうまくやってくれる。誕生日には、夫婦と孫が揃って祝いにやってくる。それも、Aさんの好きなシガーの銘柄とか、ゴルフボールのうち、もっとも高価なものをえらんで贈ってくれる。

Aさんの二番目の子も娘である。彼女は、Aさんのすすめる相手を嫌って、大学時代のテニス部の先輩と結婚した。その相手は、某大学の文学部の教師であった。薄給は目に見えている。だが、そういう父の言葉に娘はこう応酬したという――。「お金ばかりのお父さんや、姉さん夫婦、それがとても嫌。まるで、金でしか結ばれない鍵の輪のようですもの。私はそこから抜け出したかったの。苦労は平気。彼が私だけを愛してくれているんです。『あんな、守銭奴みたいな君のオヤジは好きになれない。プアーだけど俺についてきてくれるか？』って彼がいったもの」と。Aさんにはとても「わからない」心理だったといってよい。

末の男の子はもっと素直だった。Aさんのいう通りに大学の経済学部を卒業した。将来のあとつぎに、末の男の子を目したAさんにとって、彼は自分の分身のようなものであった。他人の「めし」も、ということで、彼の分身は某大企業に就職した。Aさんは、そこで息子が覚えるであろう「何か」を期待したのだという。しかし、その「何か」はAさんの期待したものではなかった。息子は同じ会社に勤めるOLと結婚したい、といい出したからである。Aさんにも雅量はあった。それもよいだろうと承知したのには、OLの優秀なのをひきぬいてくればという虫のよい打算がなかったとはいえまい。だが、息子はついにAさんの会社に帰ることを拒絶した。

彼は「働き甲斐」のほうを、父親の持つ権力の「あとつぎ」と交換した。「そろそろ辞めて、うちの会社に戻れ」というAさんの言葉に、息子がはじめての反抗を示した。それは、Aさんにとっては驚きでありかつショックであった。「義兄《にい》さんといっしょには、とてもやる気がしない」というのがその理由であった。「オヤジが信用すればするほど、奴には信用できない点が見えてくる」ともいった。「今の会社で自分が成功するとは思えない。しかし、義兄のような奴がいる限りオヤジの会社もいずれはあぶなくなる。そんな責任をいっしょに負うのは真平ご免」とまで息子はいった。「こびる」ことの嫌らしさと、その裏にある功名心をきらったからである。

こうして、二人の子どもから反逆されたAさんは、いっそう長女の「ムコ」に期待をかける。Aさんに諫言《かんげん》する二人分の憎らしさに反比例するかのように、彼は「娘ムコ」に心を傾斜させていった。それですべてよしというなら別に問題はなかった。だが、二年後に待ち受けていたのは、約束手形をついに落せなくなった、大きな経理の穴であった。Ａさんは激怒した。罵言《ばげん》と呪いの言葉を、経理担当重役の娘ムコにあびせたのはいうまでもない。しかし現実はもっと苛酷であった。Ａさんの会社は、これに重なるもっと大きな粉飾決算と背任によって、業界から脱落する運命にさらされていた。それが、彼に巧みに取り入り、へつらいに終始した「娘ムコ」のなすところであったのを知ったとき、彼は激怒も、再建の方策も忘れ、絶望し狂気の状態に陥ったのである。こうして、狂気の末のＡさんを私の許につれてきたのは、二人の姉ではなく、それを予見していた末の息子だった。

娘ムコに激しい罵言を浴せたころのＡさんには、誰も狂気を感じなかった。それは、彼のような状況に置かれれば、誰もが呈する感情反応だったからである。妻も娘もただただＡさんの激怒にひれふすのみであった。娘ムコもひたすらあやまる以外になすすべを知らなかった。行動派のAさんが、事の不始末に、行動的に怒るのを、彼らは直感的に「わかった」と感じたからである。

激怒したのちの段階で、Aさんを待っていたのは対策である。彼は娘とムコを離婚させ、経理の責任を娘ムコに取らせる手段をとった。背任容疑で告訴するための準備である。娘は泣いてAさんの冷酷さをなじった。娘ムコは蒸発した。役員会を何回となく開き、Aさんは人脈をたどって銀行に救けを求めた。こうした努力の結果、会社の倒産は防げたが、この間に、家族はAさんの冷酷無残な態度を恨み、その心を「わからない」と訴えた。公人としてのAさんの行動を理解できないのが、家族たち、つまり肉親たちであった。しかし、末の息子は

「オヤジのやったことは当然」と、泣きわめく姉や母に、家を、会社を、そして従業員を救う責任を説明した。同じく実業の世界にいる彼には、公人としてのAさんの心を了解することができたからであった。「蒸発した」娘ムコは、会社の窮状が救われてしばらくののち姿を現わした。背任容疑の告訴をいいふくめて、どこかに身を潜ませたAさんの、これも手段であった。だから捜索願いを出そうとする家族の願いを拒否しつづけてきたのだ。Aさんの気持にはかつて信頼した片棒である娘ムコへの配慮があったし、それを信じた娘ムコにも、「このさいやむを得ない」というあきらめの気持があった。双方ともに「わかって」のことである。「離婚」というおまけがついたが、これはあとでどうにでもなることである。

行動派の激情段階から、行動派の行動段階となったときに、Aさんの心は、感情の紐で結ばれた肉親のわからぬものに化したかのようであった。荒野で暴風にさらされたようなAさんは、感情を押し殺して、難を逃れるのに精いっぱいだったからである。しかも、「難」は彼個人のものではなく、家族を抱え、社員を抱え、社会的責任という鋭い刃を突きつけられた、そんな感じの危機状況である。「まるでカミソリの刃がつぎからつぎへ、心臓に向かって飛んでくるような毎日でした」、と後に彼は述懐している。この時の彼の理解者が、Aさんに反抗した末息子であったことはまことに皮肉であった。

行動が終ったあと、Aさんは道義的責任を取って身を引いた。ここに行動主体であり、「権力」の持主である者の社会的行動は終りをつげた。しかし、家族のAさんにたいする態度には、あるよそよそしさが、彼の目に見えてきた。このころから、Aさんは「うつ病」に陥ったのである。

治療は難航した。若かった当時の私には、彼の心がわからなかったのだ、と今さらのように思う。現在の私だったら、彼の苦悩をもっと早く解消させる治療ができたろう。うかつにも、「うつ病」の症状ばかりを見て、それを消そうとしただけの「対症療法」でしか私は彼に接し得なかった。事の顚末をおもに話してくれたのは末の息子だったが、それをAさんの心に則してすでに述べたような形で再整理しさえすれば、彼の家族に公人としてのAさんの考えを伝えることができる。彼に反撥した家族の人びとの心を肉親愛にふたたびもどすために、A

さんの病を公人と私的な心の葛藤として、家族に語ることができたであろうから。

それができなかったのは、未熟というよりほかはない。おりおりの「愚痴」(じつは、そうではない)を聞き、「はげまし」を与え、説得をはかる、そんな治療の連続だったように思う。狂気のなかに深くひそんでいる企業人としての正気を見ぬけなかった私は、やはり彼の家族と同じような感情しかもてぬ、若い精神科医にすぎなかった。今ではそれがわかる——「いや、いや牢獄へ行こう、行って籠の鳥のようにわれわれだけの歌を歌おう」という、『リヤ王』の「科白《せりふ》」が、Aさんの当時の心境だった、と思い返されるからである。

シェイクスピアの『リア王』は、二人の娘の追従、裏切りに怒る彼の狂気と、その「心」がわかる末娘コーデリアに守られながらあえて虜囚に身を委ねてしまう人間の絶望心理を、見事に描ききっている。今ならAさんの心がわかると私は述べた。が、果してそう断言できるであろうか。正直のところ自信はない。病状と「認識」する主体（医者）が、同時に、患者に感情移入（心を主体から客体の心へ重ね合わせること）する「行為」をいつもとれるとは限らない、という感慨を覚えるからである。その理由を、つぎに述べてみよう。

四　狂気と正気

Aさんのように、誰もが「過去」を持っている。それは個人の歴史性という、途方もなく広く深い厚味のある、事実とも虚構ともつかないあるものである。狂気を認識することは、そうむずかしいことではない。しかし、狂気のなかにある正気を把握することは必ずしも容易とはいえぬであろう。その例証となる臨床例をあげてみよう。

「空から声が聞こえてくる。女の声だ」という大学生P君。「はっきりしないけど、自分の考えていることを繰り返していってくる。たとえば、ブタ。短足と自分の姿を考えると女の声がそういってくる」。

確かにこれは「幻聴」である。そして、この幻聴のためにP君の学生生活は二年も中断されたままである。狂気というほかはあるまい。P君の顔や姿態が、まるまると肥っていて、短足であるのは事実である。だれが見てもその通りで、だから、もしP君が「自分の容姿に劣等感を持っている」と訴えるなら、そしてそのために悩みがひどいというなら、「感情移入」によって、彼の心がどんなであるかを識るであろう。だが、「空から聞こえる女の声」の存在まで了解できるであろうか。比喩《ひゆ》でも隠喩《いんゆ》でもなく、P君はまともに、事実を聞いていると訴えてやまない。「そんなはずはない」という家族の言葉は、かえってこの「幻聴」を雪ダルマ式にふくらませるだけであった。彼の「事実」は、彼が負っている心の〈あるもの〉によって、「現実」から遊離しているにしても、心の「真実」に転化している。P君はそれを「事実」と考え、感じ、受けとり、そして悩んでいるのである。幻聴を持つ精神分裂病者の心性が、ここに如実に現われている。

P君は「エクソシスト」という映画を観にいった。「空から聞こえてくる女の声」をテレパシーではないかと考えたかららしい。だが、ここで彼は日本語のスーパーインポーズの科白《せりふ》のかわりに、実際の科白、つまり英語で「デス」「デヴィル」「ディーモン」の部分がとりわけ耳に響いたという。死、悪い奴、悪魔が自分を嘲ける〈空の声〉の主であったのを、直観的に感じとって、「わかった」というのである。心のなかの〈あるもの〉が、象徴的な言語を操るある主体に転化したことになる。空からくる女の悪口の声は、このような主体の操るもので、それによってまた彼自身が操られているのであるから、「それから、ブタ、短足……などの悪口が、電波となってテレビや新聞に報道されている、だから外出するのが恥かしい。そればかりか、足の感覚をなくさせる、肌に豚のような薄茶色の毛を生えさせてくる……」と訴えながら、豚の真似をする狂気の行動を彼は示したのであった。そう「声」が命令するからだという。心の〈あるもの〉が、彼の心を離れて病的肥大を遂げた証拠であるが、こういう異常体験を「させられ体験」と呼んでいる。ここまでくると、「感情移入」どころか、気味が悪い、そんなことがあり得るものか、など奇異と感じるのが大方の人の反応であろう。

ところで、仮に同じ精神分裂病に侵された医者がいたとしよう。そのばあいにどうなるか。医者はその患者の心がわかるという。だから、「君のいうことはその通りだ、この世の中にはそういう危険がある。治療の必要はない」と、困惑した家族の前で堂々と患者に宣言する「病的」精神科医もいないではない。いわば、患者に埋没した〈わかりかた〉をもつ精神科医の頭は狂っているということになる。

理解する主体が同時に正常・異常の区別をつける主体で確実にあり得るのか、という疑問が提起されなければならない。認識する主体と理解する主体にも、境界のあいまいさがともなう可能性があるのを含めて、正常と異常の心理を考えてみよう。

五　正常者の狂気への惧《おそ》れ

患者の心さえわからない、〈だから患者だ〉という矛盾する論理をたどったあと、正常心理と異常心理に立ちいるのは、いささか性急のそしりをまぬかれまい。

だが、つぎのようなシーンを精神科医はたびたび目にすることがある。「うつ病」や「精神分裂病」などの精神障害の患者を、やっと説得して入院にこぎつけたとき、たとえば、彼らが夫婦であるとする。

妻が「病気」になったばあいはこうだ——。

夫「(何かと身の回りの品を整理して)、いいね、S子、田舎《いなか》から姉に来てもらったから家のことは心配しなくていい。先生や看護婦さんのいうことをよく聞いて、みんなとも仲よくして、早くよくなるように、また、そう先生にお願いしておいたからね」

妻「(上の空で) ええ……」

夫「すまなかったね、君が黙っているからわからなかったんだ。というより仕事にかまけて、君のことを省みるゆとりがなかったのだね――つい大したことはないと思いこんでしまって。惰性でそうなってしまった、家庭のことは俺がやる。いいからゆっくり養生してこい。家のことはくどいようだが心配するな」

妻「(目はうつろで) ええ、でも、だけど、なにか知らないけど惧《こわ》い」

夫「だから、入院したんじゃないか。先生によくお話ししてみなさい。君をここまで苦しませた俺が、やはりなにかに欠けていたこと、それをいまいってもしようがないだろうがやっとわかったんだ」

妻「(かすかにうなずく)」

医師「奥さんはお疲れになっているようだから、今日はそのくらいで……」

夫「先生、どうぞよろしくお願いします」

医師「大丈夫ですよ、ご主人もあまり心労すると体に毒ですからね。……さあ、奥さんもきょう入院したばかり、ゆっくり寝るようにしましょう。そう、お薬を看護婦さんが持って来ますからね」

妻「はい、(とはじめてはっきりした返事)」

それを聞いて、夫は安堵の面持をかすかに見せて引きあげる。まだ、重い足どりだがどうせ明日の朝には元気に階段をかけ上って、出社するであろう彼。

放心した目付で、医師と夫とを見あげているベッドの上のS子さん。

こういう場面に遭うと、私はいつもおざなりの言葉を心病む肉親に放つ精神科医のうしろめたさに気づく。S子さんは精神分裂病であった。妄想と幻覚に支配される存在であった。それに対応して疲れ切った夫が、入院を考えたのは正しい。しかし、精神科医は、つぎの言葉を経験しなくてはならない。S子さんは退院の間ぎわにこういった——

「ええ、入院のときのことはよく覚えています。夫が冷たい火星人のようにみえました。今では感謝しています。でも、しょせん私の心をわかってくれていたはずはない、と思われるのです」と。一方、正常な肉親でも異常である肉親にたいして、自己の今までの態度を責めながら、精神科医療によって治ると、それでほっとする、これも奇妙な心理である。

それはそれでよい。だが、こういう機会に接するとき、正常者がどんなに自分の心に巣くうであろう「狂気」を惧れているかという無意識の恐怖に気づかされる。そうはいっても、病者を持つ人びとは、相手のことを心配し、憂慮し、なんとかならないかと思い、それだからこそ、やさしい言葉をかけたくなる。しかし、うがっていえば、どうしていいかわからないという心情がそこに働いているのを否定し去ることはできない。正常者は狂気を惧れている。それが「当り前」というのが一般の人びとの心理であろう。しかし、正常者の心には一種の倨傲《きょごう》があって、「自分は絶対に異常にはならない」というようなオプティミズムがあるのを、このシーンのなかから精神科医は汲みとるし、またわれわれ自身、絶対にそうならないという保障はなにもないのであるから、余計に正常と異常の心理のあいだに明瞭な垣をおく気持になれないことを強調しておきたいと思う。そして、百パーセント狂気にならない人もいるだろう。けれどもそういう人は、ヤスパースと同じように、透徹した批判精神の持主であると同時に、「感情移入」によってのみ、人の心がわかるものという、それこそ安易なオプティミズムに陥っているのではあるまいか。一部の精神科医にも、この「楽天主義公害」をこうむっている迷妄があるかもしれない。

ここで、いくつかの具体例をあげながら、正常と異常、正気と狂気が、ほとんど区別しがたくオーバアラップしている現状を私の専門の立場から探っておく必要があろう。それらをつぎに述べることにする。

六　現代人の心を蝕む〈時間〉

「時計分解」の意味するもの

K君は二十七歳。ある時計会社に勤める有能な技師である。彼の異常に気づいたのは母親であった。休日になると終日部屋に閉じこもって「時計」をいじっている。はじめのうちは、〈仕事上のこと〉と思っていたが、一カ月、二カ月、はては三カ月と、月日がたっていくのに、相も変らず休日は部屋で時計との格闘（？）であったから、母親が不審に思ったのも無理はない。それればかりか、彼の部屋に入ってみると、時計の針、文字盤、ぜんまい、などの細かい断片が机の上に山とつまれていたではないか。

当時、Ｋ君にはフィアンセがいた。デートの電話がはいる。それをとりつぐと、彼は「うるさい、今日はダメだ」と繰り返すばかり。母親はＫ君の手前をとりつくろうのに腐心し、フィアンセは失望の日曜日を何回も送る破目となる。そのうち、給料のほとんど全額をはたいて高級時計を買ってくるようになった。それを身につけるならまだいい。が、彼はそれすらも机の上のうず高く積まれた細かい断片の山に、分解してぶちこんでしまうのであった。

K君はこうして、私の前に現われたのである。すこし仏頂面をして腕を組み、目をつぶったままの彼の態度は尊大であった。

二、三のやりとりをしたあと、私は彼の母から聴かされた〈時計分解〉の疑問をK君に尋ねてみた――。「どうして？」しばしの〈時間〉が無言のままにたっていった。やがて腕組を解き、きつい目を見開いたK君の言葉は、急に流暢になった――。

「誰ですか、時計を発明したやつは。先生も時計をしてますね。信じてはめているのですか。時計というやつは曲者です。信じてはいけない代物です。でもまだ解らない、〈時間って何？〉という疑問です。私たちは〈時間〉にはかられているのです。時計の奥にかくれてぼくを操っているやつがいます。先生の時計のなかにも、そいつがかくれているのに違いありません。いつの間にか先生の言葉が、そいつがぼくに語りかけてくる口調に変っているからです。月曜日から土曜日までいつもそうでした、いちいち命令してくるのです。昼の十二時には、〈メシヲクエ〉といいます。夜中の十二時には〈オキロオキロ〉というのです。一時が万時で、いいえ一事が万事ならまだいい。ぼくの行動は時計の奥にいるそいつにすべて盗まれていたようです。フィアンセから電話がかかってくる直前に、そいつは、いうのです、『ホラ、オマエ、チクタクダ』、ええ、『知久子』と名前を指しているではありませんか。ぼくはそいつの正体を探ろうとしたのでした。でも駄目、とても疲れました。わからないからです。これだな！　と思って分解してみます。でも結局そいつは正体をみせなかったからです……。

そのうち、〈時間〉がとてもこわくなってきました。時が過ぎていくのを人間は目でみることはできない、つまり正体がわからないのに気づきました。でも、現に時計はあります。そうです、みることのできない時を、時計でみることができるようにしたやつこそ、そいつに違いありません……」

こうして、彼の時計分解の謎は解けた。Ｋ君に命令する声、その声の内容、その声の「正体」（？）に、病的な彼の心が自在に操られていたためであろう。これらを専門の用語では、「幻聴」にもとづく命令によってその通りの行動をする「させられ体験」という。

私がＫ君のこの言葉から示唆を受けたのは、これらの心の病理現象だけではなかった。「時」というみえないものを、人間の目でみえるものにする時計、そいつが魔物の「正体」ということであった。「時間」は時計の針が示すようなものではない。時計が故障しないかぎり、絶えず時を刻ませることは無限に可能である。ぜんまいをまかなくても、いつもそれを腕につけていれば、また腕からはなしたあともぜんまいを巻いてさえおけば、たしかに無限に時計の〈時〉は刻まれていく。だが、それがはたして「時間」というものであろうか。時計によって空間化された時間のなかで、日常生活が過ぎていくが、「心」の時間は、それほど機械的なものではないのである。

心の時間の二重構造

忙しい、忙しいで明け暮れするのが現代の生活である。しかし、

「あっという間に今年の夏（これは冬でも秋でもかまわない）がたってしまった」という感慨を持たれた方がたもあろう。人間の心に、時間が早くたってしまう「時間加速現象」のあることの証拠である。一方、「時間が止まっているかのよう……、まわりはどんどん動いているのに自分は動けない」という「時間停止現象」もある。躁《そう》病といって、気分が爽快になり、寝るのも惜しい心の病気では、異常な「時間加速現象」が心を占める。これと反対の「うつ病」の心は、「時間停止現象」の侵すところとなる。

躁うつ病にならなくても、愉しい時が早く過ぎ去り、苦しい時が長く感じられるのは、日常生活の心理である。天体の運行にしたがって因果的に過ぎていく物理的時間とはまったく別に、因果律では律し切れない「心の時間」が、私たちにはある。だから、「心の時間」の異常加速現象、停止現象は、ふつうの人びとの心の実感である。また、加速と停止の両方を、同じ現象について感じるばあいもある。たとえば恋人と現実に逢っているときは短く、次に逢う日までは長く感じられる。

「心の時間」は二重の構造を持つ。ひとつは、そのとき〈時間〉が早く経過するか、止ってしまうかという点であり、もうひとつは、あとで振りかえってみると、過去のときが早く過ぎたという「時間体験」である。たとえば、充実して精根を傾けた体験は、瞬間的でごく短い時間だったが、あとで回想すると、ひどく長い時間だったように思われる。この逆もある。つまらぬことにクヨクヨし、些細なことにこだわっている時点で、時間の経過が淀んでいると思えても、その悩みが過ぎ去ったあとでは、なんと短い時間であったかと回想されるものである。

日が出てから沈むまで、物理的時間を気にしながら、寸暇のゆとりを求めることのできぬまま忙しく働かなくては生きていけぬ現代人にとって、この種の「心の時間」を省みることは無用になったかのようである。つまり、「時間加速」も「時間停止」も、それらを区別すること自体が現代人の生活にとっては意味のないことであるかのようだ。

K君ではないが、物理的時間が「心の時間」のゆとりを蝕みはじめたのである。あるいは、私たちの「心の時間」はなにかによって操られているのかも知れぬ。真夜中にふと目覚めたとき、子どもが得体の知れぬ恐怖におびえるように、私たちは物理的時間のあわただしさにさらされている。

この〈心の時間〉を、「生きている時間」(temps vécu)と名付けたのは、ベルグソンであった。「時計」という作られた構造の正体をあくまであばこうとするK君の妄想には、「生きている時間」を失ってしまった彼の心の現実にたいする惧れがある。

日常の生活を「生きて」いく時間は、そのまま確実に「死にいたる」時間である。それが有限のものであるのはいうまでもない。現代人は不幸にも、心の病いに侵されぬ限り、有限の時間を、無限の「時計時間」と錯覚して、ついに「生きている時間」を体験できぬ現実は、健康なはずのわれわれの心を蝕んでいる。

「電波体験」と「体感幻覚」

「電波体験」という異常精神現象がある。N氏の訴えを聴こう——。

「いつでも、どこでも、私の頭に電波がかかってきます。一から千のオーダーまでのメガサイクルの電波がそれです。私のからだがアンテナとなって、それらをキャッチせざるを得ないように変えられてしまっています」と。

メガサイクルの電波が地球上はおろか、宇宙のなかを、どんなに速く走るかは、電子工学者N氏の「常識」のうちのものであった。その彼が、メガサイクル電波の媒体となったのだから悲劇というほかはない。なぜなら、それによって彼は地球上のいたるところから発信される通信を受けとると同時に、媒体である自分自身のプライバシーも、彼の体から出る電波に乗せられて全世界に知られてしまう結果となるからである。「それは、確実にからだにかかってくる。脳に響いて、脳の細胞がひとつぴとつピクピク動いている……」と彼は繰り返し強調する。N氏は、優れた才能と知識を持っていながら、この実感のために、「電波体験」をまともに信じてしまう。そして、一方では、自分の考え、プライバシーがすぐに、〈間〉をおかず人びとに知られてしまう、という「させられ体験」に短絡する。そして他方では、電波が彼の脳細胞にビリビリ響いてくるという体で妄想を受けとめる「体感幻覚」を味わい、悩むのである。

「体感幻覚」にはこのほかにもいろいろな内容がある。たとえば、

「脳がくさってとけて流れてくる」「手や足に電波がかかってきて、ビリビリしびれる」「体がふくらんだり、縮んだりする」「背中を曲げたり、首を曲げたり、何か運動を起すと、冷水が流れる音、その冷感が走る」などから、「裸で寝るときまって誰か（異性）がベッドのなかに入ってきて体を抱かれる」という性的な内容まである。かつて一種のノイローゼを〈狐つき〉と呼んでいたが、狐が体につくという「体感幻覚」もある。最近では、N氏のように電波が体にかかるという「体感幻覚」の語られることが多い。電波メディアの発達した現代がここに反映されている。

こうして、N氏のプライバシーは、途方もなく拡がる空間のなかに、電波を媒体として伝えられてしまう結果を生む。たとえ現実でなくても、彼の一挙作、一動作から、頭にひらめく仕事上のアイディアをはじめ、心に抱く瞬間瞬間の憶いまで、全世界の人びとに知らしてしまうという。もしN氏が電波の応用も理論も発見されぬ「昔」の人であったら、半ば興味と、半ば惧れをもってみられる「変り者」と遇されたに違いない。

「自我意識の崩壊」

N氏の症例から私が教わったのは、「心がなにものかによって奪われる」ことの悲惨さであった。「電波体験」や「体感幻覚」は個人の心を侵す病気の症状である。それは治療しなくてはならぬものであるが、これに操られた心、これによって考え、感じ、憶うことがすべて他人に知られてしまう、という心は、治療ののちにも傷として残る。どういう「傷」となるのか。いうまでもなく、心の境界が途方もなく拡がり、曖昧となった結果、生きている「心の空間」が失われる。これを「自我意識の喪失」と呼んでいるが、自我と他我の区別も、過去、現在、未来へとつづく自己の生きる軌跡《きせき》をも見失ってしまう状態のことである。

電波に限らないが、なにかあるメディアが人びとの心の上に君臨するとき、「自我意識喪失」の危機はたんに病者のものだけではなくなってくる。そういう危機が現代に姿をのぞかせつつある。ひとつの例証をつぎにあげてみよう。

昭和五十（一九七五）年三月三日の『朝日新聞』は「電算機時代の

プライバシー」と題して、行政管理庁による、「コンピュータ侵害をどう考えるか」の意識調査結果を論評している。新聞報道から調査結果を引用してみることにする。「調査によると『プライバシー』という言葉はほぼ全員（九八パーセント）が知っていた」。これらのうち、コンピュータによる「プライバシー侵害」というばあい、どんなことを想像するかとの問いには、「自分に関するデータが知らないうちに集められていた場合」という危惧を表明した者が、東京では五三パーセントに及んでいる。ついで、「家族についてウソをいいふらされた」「自分の過去の経歴を流布された」などの内容が高率にあげられているという。そして、「他人に知られたくない情報」として、年収（三〇パーセント強）、思想や信条（二〇パーセント）、学業成績（二〇パーセント）などが、この順にあげられた。とくに、行政機関が個人情報をコンピュータで集中管理する方式について、それによって「プライバシーを侵害される可能性がある」とする者は、東京で四七パーセントに及んでいる。そして、「コンピュータ利用に伴うプライバシー保護対策は必要」と答えた者は五六パーセントに達している、という。つまり、保護対策なしの「コンピュータの集中管理方式」に、約半数の人びとは危惧の念を表明しているのである。

コンピュータがどんなに日常生活を便利にし、また仕事の能率をスピードアップしたかを、そのメリットとして数えあげるのに異論はない。しかし、一度それが悪用されるとき、どんなにプライバシーが侵害されるかは、多くの人の知るところとなっている。「電波体験」に操られなくても、コンピュータリゼーションの氾濫《はんらん》するところ、N氏の精神病理は日常心理となる現実が間近に迫っているのではあるまいか。ジョージ・オーウェルは、管理社会の逆説的ユートピア小説『一九八四年』のなかで、「電波省」の権力を皮肉っている。ただ早ければよく、便利になりさえすればよいという発想のもとに、人類自らが造ったコンピュータを至上のものとするとき、オーウェルではないが、「コンピュータ省」という管理組織ができあがって、人びとの心の上に君臨するかも知れない。すでに、「コンピュータ体験」が精神病者の心に現象化している例も、最近よく経験される。それにもまして、「コンピュータ人間」が現われてくることのほうが恐ろしい。なぜなら、厖大な資料という博識しか持たない人間、それに反比例するかのように「心」を失う人間、それらがこれから増えてくるであろう、と予測できるからである。

第二章　心が危機に陥るとき

――臨床例から考える――

一　不安な人間存在

「日曜神経症」

「日曜神経症」という言葉がある。日曜が気ままに時間を使えるせっかくの安息日であるにもかかわらず、何もせず、ただイライラしているうちに、一日がたってしまう状態を、こう名づけたのはフランクルである。日ごろ忙しく神経をすりへらして働いている人びとにとって、安息であるはずの日が灰色日曜（アッシュ・サンデー）と化するから奇妙である。

私の同僚にモーレッツに活動する精神科医がいる。仮にM博士としておこう。彼はウイークデイのまる一日を陽気に、活動的に過ごして瞬時の休みもない。こちらがあいさつしても、「アア」「ヤア」といったかと思うと、せっかちにすぐまたどこかに飛び出していく。

しかも、彼は博覧強記《はくらんきょうき》の人である。古今から洋の東西を問わず、けんらんとした知識に、細かく激しい彼の動作が伴うから、誰もが煙に巻かれる。しかし、M博士はフランクルが大嫌いである。「オレは駄目なんだ、日曜や休みの日になると頭がぼーとしてね。一日じっとしていると脈が早く打ち、胸が締めつけられ、『不安発作』というやっかいな代物に襲われてね」というから、「ははあ、『日曜神経症』だな」とからかうと、「だからオレはフランクルが嫌いなんだ」という。要するに、痛いところを突かれている反動形成《リアクシヨン・ホーメーシヨン》に他ならぬが、そう語る彼の存在は、すこぶる精神科医らしくない。まるで躁うつ病的な態度まで見てとれるからである。そういうとき、彼は「感情調整剤」と専門的に呼ばれるトランキライザーを服用してはばからない。

彼にとって惧《こわ》いのは、「自由になる時間」である。躁的で騒々しいウィークデイはよいが、その休息日が近づく金曜日から土曜日にかけて、彼の不安は募ってくるらしい。だから、金曜と土曜には、彼は患者の診療をしない。いや、同業者からいうと、いしてもらっては困るので、この辺りに彼の精神科医としての自覚があるともいえる。企業に勤めていたら、とっくに〈日かげ〉存在に化しているに違いない人物であろう。病院に勤めていなくては、とても彼の「不安発作」をかくし通すことも、平気で「感情調整剤」をのむこともできまいと思われる。「お前はうまいところにもぐり込んできたな」というと、彼は嫌な表情を示す。しかし一方では、ほっと愁眉を開くから妙である。

いつの間にか彼に仇名《あだな》がついた。「SADさん」という。「サンデイ・アングザィアティ・ドクター」の略で、いささか悪乗りの感のある仇名である。以後「SADさん」は「サド」といわれ、M博士の仇名はエスカレートした。それはともかく、現代ではM博士の「日曜神経症」に象徴されているように、「不安」は病的に肥大化し拡がりつつある。「不安の精神病理」を考えてみなくてはならぬ理由である。

七一一〇二五の「不安」

精神医学も心理学も、「不安」を誰にも納得させるような形で説明できないままでいる。ただひとつだけはっきりいえることがある。それは「恐怖」と「不安」が違う点である。ふつう、不安があるから進歩がある、不安は進歩の原動力とよくいわれる。たとえば、試験があるから勉強するのが、多くの学生に共通する心理であろう。このばあいには、試験に落ちてはまずいという恐れが心のなかで働いている。つまり、試験であれ、地震であれ、何かある対象に対処する仕方が考えられなくてはならぬ状況で起るのが「恐怖」で、素人はこれを「不安」といっている。間違いとはいわぬが、そう単純に考えられても困る。

恐怖と不安の違いは、「不安」には特定の対象がなく、だから漠然としていて、自分でもその「正体」がつかめない、そんな代物なのである。一方、恐怖には、かならず明確な対象がある。しかも、それは現実の生活、現実社会に存在するものである。つぎに「不安」にとらわれた人の例を紹介しよう。

「七一一〇二五（これは彼が日付を記す記号で一九七一年十月二十五日を意味する）。午前二四〇。突然目ざめた。妙な夢をみていた。金閣寺が出て来た。薄暗く、夜のような、早朝のような、霧があったかもしれない。金閣が現われる前に南大門がでてきた。二つのイメージが重なっていた。なぜか判らない。そのなかに祖母が出て来たかと思うと、それは本堂に肺病で伏っている顔の青白くむくんだ老坊主の姿に変わっていた。『よく来てくれたね、ずいぶん待っていたんだよ』

とその坊主が言った。ごぼごぼと咳《せき》込みながらぼくの顔をじっと見ていたっけ。そのときのぼくはまだ学生の姿でいた。『もう永くない、あとの始末は花水さんに頼んでおくれ、あとごたごたするだろうから、きっと頼んでおくれよね』といってぼくに手をさしのべたのだ。

そこで目醒めたらしい。気がつくと胸が高鳴っている。冷汗が出て胸が苦しい。精神安定剤をのんだ。……しだいに落ち着いてきた。気が狂うときのおもいはこんなものなのだろうか。正常から異常に変化するそのとき、こんなに不気味で苦しいものか。『早発性痴呆』になっていく感じ。痴呆型の気狂いになったら動物と同じになるかもしれぬという憶いがした。

恵子にこのことを伝えておきたい。この前気が狂いそうになったとき、彼女は手厚く介抱してくれたからだ。おふくろさんにも知らせておかなくては、と思うが、その勇気はない。すこし睡気がさしてきた。目醒めたときは、『気狂い』になっているかもしれない。そうしたら恵子がT大病院につれていってくれるだろう。このメモを読んで早く手を打って欲しい。念のため恵子の下宿の電話番号を書いておく。願わくば、ぼくが気狂いになっていたら、彼女が早くこれを読んでくれるように。そして今のたのみをすぐに実行してくれるように」。

翌日、「気狂い」にならなかったが、不安のあまり彼は診察を求めてやってきた。精悍な表情に暗いかげりをみせ、やや頼りなげに――。

診察のとき、すでに紹介した詳しいメモをY氏は見せてくれた。ああ「不安発作」だと、私は診断した。漠然とした「不安」に侵され、対応するすべを失い、激流のなかの笹の葉のように、彼の自我が揺らいでいるのを感じとることもできた。

緊張している半面、無力感が彼の態度には現われている。精神医学的面接がおこなわれたが、そこで彼は「自分を認識する力がなくなってしまって……」とか、「自律性を失ってなんとなく上の空」「狂気と正気の境にいて、無意識みたいな感じ」などと語っている。これらの表現には、自我意識を震撼させるような、ある感情体験がこめられているのが常である。対象のない不安には、逃げることも、直面することもできるものがない。きっかけのはっきりしない漠然とした不安は、自覚しようとする心の働きを圧しつぶす。こうして自我意識は無力感の左右するままに、その自由な働きを失ってしまう。

こういうばあいには、きっかけを探っていくのがよい。たとえ、不安を起こす本当のきっかけでなかったとしても、患者の主観に過ぎないにしても、一応も二応もそれに耳を傾けなくてはならぬ。そういう風に面接の主題を相手に主導権を与えつつ発展させていくのが精神療法の「技法」のひとつである。

彼のばあいは、つぎのような「きっかけ」が語られた。「じつはアルバイトのつもりで引き受けた設計が重なって、会社の仕事と両方こなすのが苦痛になっていた。毎晩遅くまで図面をひく作業がつづいて、一カ月ぐらいは五、六時間の睡眠しかとっていない。（ナポレオンなみだね）ええ、睡れないのは割合平気な方なんです。（で、全部できたの？）はあ、やりあげました。大分つらかったけど。でもまだ二、三は残っている。（それは気になるでしょう？）まあ、こちらはすこしのばしても……。それより会社の仕事を、気に入らないのばかりまかされましてね、アルバイトのほうが面白いし、やりがいがある……それやこれやで、このごろ会社に嫌気がさしているんです。いっそ、フリーになって独立しようか、それにしても自信があまりないし、このままでいくか、でも忙しく追いつめられたような気持になるし……。（アルバイトの金は相当はいるでしょう？）だめですね、ほとんど飲んじゃうか、調査の経費や本代になって……。（迷っていらっしゃるの？）ええ、そうです、ずーっとそのことでは迷っています」。

これではたしかに追い込まれ状況に陥るだろう。また、アルバイトのほうが面白い仕事で、会社のそれが嫌となれば、スピンオフしたくもなるだろう。しかし、彼の心では、「迷って」自主決定ができぬまま、両方が対立抗争しているのであった。表面的な葛藤だな、と判断される状況に彼は知らず追い込まれたらしい。初回の面接はこれで打ち切った。「すこしアルバイトのほうを減らしてみては？」と助言したら、彼も同意したのか、うなずいて診察室を出ていった。

それから一週間――。第二回の面接のときである。「先生のいわれる『不安発作』が起こったのは、社命で出張する予定の前夜でした。行くのが嫌だったわけではありませんが、一人で行くのがこわかったのです。（ほう、それはどうして？）じつは先生にこの前お話しするのを忘れていたのですが、あの一カ月くらい前にも同じ苦しい目にあっていたから……。（そのときのこと、よかったら話してくれない？）……たしか、Y高原の山荘に友人と二人で旅行に出かけたのです。折悪しくその晩は颱風でした。夜中に目が醒めたのです。そしたら喉がカラカラに焼きついたようで、胸が急に苦しくなったんです。夜中だし山荘はぎしぎしきしむし、怚ろしかった……。友人、といっても彼女なのですが、たたきおこしてしまいました。彼女もびっくりしたようです、青い顔をしていたそうです。胸を冷やしてくれました。そばにいて手を握ってもらいました。体が無性にふるえていたのを覚えています。（ああ、不安発作だったかも知れませんね。で……）とにかく彼女も慌てたらしいんです。でも気丈な子でしたから、とにかく傍にいてくれただけでしだいに落ち着いてきました。そんなことがあってから、心臓の鼓動を意識して不安になったのです」。

彼女といっしょに山荘にいったというのはおだやかではないが、ここで彼女との関係を聞こうというのは週刊誌なみの好奇心で、精神医学的面接の本旨ではない。また、このように、面接を重ねるうちにしだいに対象なき「不安」の核心に近づく曙光のようなものが見えてくる。こうなったら、もうすこしこちらから聞き出してもいい。（前にもそういうことがありましたか？）という私の問いに、彼は気軽にそれを話してくれた――「ええ、そういえば、家でやはり夜中にそんなことがありました。途中で目がさめたのちのことでした。なんだか悪夢を見ていたようです。よく思い出せませんが。苦しくて、母をおこしました。じつは母が高血圧ぎみで、そんなことで私が起こされ、びっくりしたことがあったものですから……。母も驚いたようです。庭に出て夜気を吸っているうちにすこしずつ落ち着いてきました。母が医者に電話していたようです。深夜なので医者はとうとう来てくれませんでした。『お母さんのがうつっちゃった、同じ状態になってしまった』と、不安になったのを憶い出します」。こうして翌日、彼は医者の門をたたき血圧を測ってもらったそうである。「母がいなくて一人だったらと今考えるとぞっとします」と、彼は弱々しい口調で、こうつけ加えるのだった。

ここは重要な点で、面接の最中、言葉のやりとりのなかで、ちょっとしたつけ加えや、ためらいなどのなかに、案外患者の本当の気持が込められているものである。そういえば、彼は長男、姉は嫁いで、今では母と父と三人が古い門構えの家に住んでいる。「母」がここで初めて彼の言葉に現われてきた。それも照れた様子での「つけ加え」によって……。

ここでY氏をめぐる三人の女性が登場する。死んだ祖母、母、そして愛人の恵子。

十数回に及ぶ「精神医学的面接」から、彼が三人の女性に抱いていた感情とその葛藤が明らかになって、彼は治っていった。その心のありさまをたどることによって、「不安」が解消していったいきさつを考えてみよう——。

「夢」で出て来た肺病の祖母への感情から。

「オバアチャンには幼いとき大変可愛がられた。いっしょに風呂に入った憶い出がある。おっぱいをしゃぶらせてくれた。母のそれより固かった。熱海に夏休み一カ月余り逗留《とうりゅう》した憶い出がいまでもなつかしい。祖父は忙しい人だったよう。オバアチャンと海でカニをとった。そして、海の向うに目をやると橙《だいだい》色に燃えた水平線が青白い海を区切って鮮やかに目に入ってきたあの日々。だが、母とオバアチャンは仲が悪かった。気性が強い二人だったから、と今にして納得がいく。二人の顔色をみながらどちらにも私はよい子でなくてはならなかった」。

つぎに母親との関係から――。

「母はきびしかった。なぜかわからない。父との仲がよくなかったせいかと思う。正直いって幼な心にこわい存在だった。菊の花がとりわけ好きだったのを覚えている。庭でいたずらして菊の花をつまんで切ったら、えらく叱られ、折檻《せっかん》されて暗い納戸に入れられた憶い出がある。母の前ではそれ以来、素直で優等生のように振舞わなくてはいけないと思いはじめた。でも、気丈な母がときにシクシク泣いていたのを見てびっくりしたこともあった。『お母さんどうしたの』と思っても、傍にいってそれを口にする気持にはどうしてもなれなかった」。

厳しい母親と泣いている母親とのイメージは、「今ならわかる」が、しかし妙にしっくりと胸に響いてこないと彼はいう。母にたいする陰性感情をここに見いだすことができる。母へは「うしろめたさ」と遠慮と気がねからなる彼の気持が働いた。しかし、母に依存し切って、その通りにしていれば、彼はいつも安心できる対外的な「治外法権」の小社会にいることができていた。彼はそこから脱却しなくてはならないのだった。「治外法権」という母性像は、異国にいて「母なる国」を慕うノスタルジアにすぎないからである。

第三の女――「恵子」について。

精神医学的面接・診断では、当の患者の訴えることを重視するが、同時に彼ともっとも関係の深い人との「面接」をゆるがせにしてはならない。Y氏のばあい、謎を解く鍵、そして彼の不安の源をたずねる主人公は、やはり愛人である「恵子」であった。

Y氏は私に「恵子とも話してみて欲しい」といった。「彼女も苦悩にさらされている」と彼が思ったのには、つぎのような事情があったからである。

「恵子との結婚は正直いって考えていない。年上で三十三歳。会社で知り合った間柄である。恵子にたいする責任が私にないとはいえない。なぜなら、私と彼女が知り合ったころ、彼女は結婚していて、そのうちどういう理由か知らぬが彼女は離婚してしまった。その相談をその都度うけていたが、それが自分にたいする彼女の愛情とは考えていなかった。彼女が離婚した直後から、その原因が『私』にあるというのが職場のもっぱらの評判だった。また、職場の先輩から直接そういわれたこともある。離婚ののち、彼女は別の会社に移った。でも、彼女からその相談を聞いたのは自分で、そのとき理解した限りでは、彼女の家庭生活がうまくいっていないということであった。子どももいないし……。しかし、彼女は離婚ののち二カ月くらいして私にプロポーズした。それは彼女の誤解だったと思います。彼女には実務の才能と勘がありました。それが妙にいつも当ります。ですから、迷うとき、私はいつも仕事のことを逆に相談していました。それが、彼女には私の愛情の現われと理解されていたのかも知れません。そんなことで、ある日二人は結ばれてしまったのです。でも、それはお互いに体だけ成熟した男性と女性の営みに過ぎなかったといってよいのではないか、そんなふうに考えていたものでした。彼女もその点はフランクに割り切っているように見えたのです」。

ここに、オバアチャンと母の相剋のなかで、両方によい顔をして育った結果、男らしい「心の成熟」をはばまれた彼の逃げの心理をみてとることができる。

こういうふうに話をしめくくりながら、「彼女の心を先生からたずねて欲しい」と述べた彼の表情は苦渋に満ちていた。こういうことはよくあるが、いちがいにNO・YESのいえないことが多いものである。しかし、私は「恵子」という女性に、相当の「不安」があることを知らされた。彼を治すためもあるが、それなら、やはり「恵子」の心を確認しておかなければと思ったものである。私はY氏の望みどおり彼女に会うことにした。

恵子さんの初印象は、感覚的にも精神的にもデリケートな人で、若づくりの化粧・服装には、派手でもなく地味でもない工夫のあとが感じられた。ノースリーブから流れる彼女の手はつやつやと輝いていた。

年より若く、二十歳代といってもよいぐらいであった。

「仕事をいっしょにしてきましたが、例の『発作』を除くとおかしいところはない、と思います。意識しすぎる点があります、仕事にもすききらいがあって……才能は抜群です。だから彼のしたいことができるように考えてあげたい……」。恵子さんははっきり自分の意見を述べてくれた。「やはり、今の事務所を辞めて、フリーになるならなるで、きちんとその計画を立てるといい、と思いますの。彼は野心があるのに気が小さい、そのくせ弱みをみせたくない、どうも完全主義者みたいなところがあって……」。それが原因といわんばかりに、Y氏の性格をぴたりいいあてている。〈しっかりしたひとだな〉と私は思った。「私はのんきですし、性格が違うことは事実でしょう。でも、彼といっしょにいると気を使います。でも、二人はもう気を使いあう必要のないほどの仲になっているはず、もう夫婦と同じようだから……」。

「恵子」の気持にも不安はある。「私も今の会社を辞めたいのです。でも、あとの仕事もさがしていないし……今度の部長とは意見が合わないし、納得できないことが多くて。こんな私の気持が彼に影響を与えているでしょうね」。彼女はある出版社に勤めている。自由なようだが、「便利屋さんみたいに使われちゃって、女って損ですね……」という不満がある。「二人で独立して事務所を持とう、とは何回も彼と話し合いました。彼は営業面や対人関係での交渉は下手、私がマネージャーとして働いてやりたい。私はどちらかというと俗人で、彼は逆に芸術家的センスの人で……事実そういう才能をあの人は持っていますす。でも、どういうふうに彼が考えているか、いつもわからなくなるんです。それはいろいろむずかしいことがあるのは当然でしょう。私には覚悟ができているんです」。こういうと、彼女の切れ長の目から光るものが流れた。抑えている彼女の心の不安を、私はそこにみることができた。

彼女の父は大きな商店を経営している。「私も事業をやってみたい、人に使われたくない。そういう気持があります」というように、彼女の育った環境は、人を使い、利益・実務を通して、人と付き合うものだった。彼女は大学の社会学科を卒業した。初めの結婚相手は、大会社のサラリーマンで、温和な真面目な人だったという。「私が育った義理と人情の世界、それが当時の私にはいやで、平凡な結婚をしたのでしょう。私ってわがままなんです……」としか、離婚の理由を詳しくは語りたがらない。「義理と人情の世界」とは一方、知的でない実務一点ばりの世界をも指しているが、彼女はそこに郷愁を覚えているのである。「このごろ、家で手伝ってくれ、と父にいわれます。父は私を可愛がってくれましたし、辞めて家の仕事でも……と考えることもあります。でも彼のことが忘れられなくて……」。

どうやら、彼女とY氏のあいだはかなり深刻な状況となっているらしい。「覚悟ができている」といいながら、「不安」が彼女の心の奥にあるのを私は知った。

Y氏が恵子さんに求めたのは、祖母に代る庇護的愛情存在であった。

恵子さんの存在は、彼の葛藤《かっとう》を一時的に癒してくれる波止場みたいなものである。しかし、男女の関係は一方が依存するのみで済むものではない。恵子さんはそんな彼に才能を見つけ、力になってやればと、「自分がマネージャーで、自営の能力も発揮できる事務所」を心に描いた。恵子さんの存在がしだいに変っていくにつれ、Y氏の不安はつのる。そして、彼女に依存し切れぬ立場を自覚するよう迫られる事態にいたったとき、彼の「不安発作」が発生したのであった。それにつれて恵子さんの存在の意味も変る。「結婚を望む」存在への変貌と危《き》惧《ぐ》がそれである。相互の役割期待が、本来意図し相手に期待したのは、不幸にも、心の奥では行き違いでしかなかったのである。恵子さんの存在はY氏によって、彼の「不安」は恵子さんによって、重くかつ深くかかわり合いを持つものとなる。

その後、いろいろの事情はあったが、恵子さんは「やはり、仕事のつながり合い……、なんといったらよいのかしら、彼とのかかわりは仕事の関係、そのほうが大きかったように思います」といって泣いた。それは不覚の涙というより、現実を自覚しての涙であったろう。そして、Y氏と彼女は離れていった。彼の症状もそれに応ずるかのように消失していったが、こうなると、はたして治したといっていいのかどうか、精神科医の同一性《アイデンテイテイ》にかかわる問題がでてくる。「不安」を解決するとはじつに複雑なことだとつくづく思う。Y氏と恵子さんの存在のこのようなかかわり合いの仕方は、現代では普遍化しつつある。その理由は、変化する状況にいやでも感情を慣らさねばならぬ現実があるからである。「今」の感情が明日の感情に連なるとはいえない現代である。

二　「盗聴器」の流行

T君の母親から相談をもちかけられた。それはおよそつぎのように、息子であるT君の奇行(?)を伝えてきたものだった——。「かくしマイクがある、といってきかないのです。一浪して受験勉強に精を出している彼の世迷いごととしてははじめは聞いていました。そのうち、ある晩のこと、真顔でこういうのです、『お母さんは、あれがわからないのか。ほらジージーと廻るテープレコーダの音がするだろ。あれに俺のやったことが全部収録されているんだ』。私にはそんな音は聞えませんでした。そういうと、息子は目を吊り上げておこるのです、『だからいったじゃないか、お前には何もわかっちゃいねえ』。そういって私をにらむのです」。

T君の母親の苦悩は決して架空のものではなかった。T君はわが家の壁のどこかに、盗聴器が仕掛けられているに違いないと断定して、自分の部屋から、食堂、応接間にいたるまで、その壁をつぶさに、ドライバーをテコとしてはがし、吸音テックスの天井板を、〈怪しい〉と判断してこじあけていった。結果は空しかった。どこにもその跡が残されていなかったからである。でも、T君はこういう、「彼らは、ぼくが二、三枚の板をはずすとたんに、『盗聴器』をひっこめてしまう。だから証拠はあるのに、それに捉えることができないで、ぼくはイライラする」と。

T君の、壁をこわし、天井をこわした行為はたしかに異常である。彼の父親は一流企業の課長のポストを占める人だったが、しかし〈そういうことがないでもない〉という憶いがしたそうである。つまり、かくしマイクに相当する策謀が、日常茶飯事のようにまかり通っている現実を、T君の父親は知っていたおもむきがある。しかも、この種の策略が、彼の父親の属する企業では、情報の隠密裡の収集という過程ですでに現実化されているようである。

人間の心がこのような状態に追い込まれるとき、そこには二つの心理の分節がある。ひとつは、「カクシマイク（盗聴器）」に象徴される

〈心の受動化〉であり、もうひとつは、受動化された心が〈秘密をさぐられる〉と信じ込む心理的矛盾である。そして、この矛盾を「矛盾」として認識することができなくなるのである。D君の訴えるところを聞こう。

「人間誰でも追いつめられた気持でしょうが、自分もなんだかそんなふうに感じる。隣にいる『いとこ』が間接的に、自分を軽べつしたようなことを、かげでいいふらしている。ヤツは都立高校の出身で、自分は工業高校なので、そのことをとりあげて、テレビの受験講座で自分の話をそのましている。きっとヤツが手を廻しているに違いない（＝受身の心的態度）。探りを入れてみると、人間のいやらしさというか、そういう人をおとし入れる策謀が自分の周囲にはりめぐらされていると思う。自分が何かを話したり、行動したりすると、そういう策謀のワナにかかってしまう。トランジスターの設計をやっていると、ヤツは防禦対策を考えているな、という意味のことをいって（心の秘密を探られる体験のこと）、自分の工夫した回路が、そっくりそのまま『Nエレクトロニクス』という雑誌にでていたりする。ヤツが事前に自分の部屋にはいってきて、設計プランを盗んで、それを雑誌に流して、事前に自分の防禦対策をこわしてしまう算段をしているためだ」。そればかりならまだよい――。「この策謀のグループが大きくなって、テレビの語学講座を使って、英語で自分に話しかけて、それに自分が答えると、策謀グループはそれをテープにして、『こんな英語だ』と自分を嘲ってくる。今日もここ（待合室）で待っていたら、他の患者さんがそのグループの一人にみえて、とても恐ろしかった」という。

現実にD君のいう通りの謀略がまかり通っているはずはない。しかし、それに近似する状況が私たちの周囲に張りめぐらされているのを、否定できない状況がある。たとえば、アメリカのニクソン元大統領の命脈を断った「ウォーターゲート事件」があった。この事件の意味するものは、「盗聴器」をいつも用意している人が、国家の首長をしているという現実で、そこにD君流にいえば、彼なりの人間不信が生じてくる現実があるということになる。ごく極端にいえば、現実の「盗聴器」があれば正常、なければ異常とレッテルをはられることになる。だが、盗聴器は言葉通り「かくす」ものである。「かくす」ことと

「あばく」ことの両方が、現実の「盗聴器」では一体となる。矛盾を「矛盾」として認識できない環境に多かれ少なかれ私たちは生きざるを得ないのではあるまいか。

三　「罪業妄想」と「貧困妄想」――うつ病の心理

個人タクシーに乗ると、ときに、面白い身のうえ話を聞かされることがある。それもたいていが、初老の年輩に達した運転手からのもので、多くの誇張はあろうが、長い人生経験の重さを〈ずしり〉と感じさせてくれるばあいもある。

私が病院からある会議に出るため、たまたま乗った個人タクシーの運転手の話が、まさにそうであった。病院の玄関で拾った私の風態をみて医者と思ったらしい。「先生何科ですか？」と彼は声をかけてきた。「精神科さ」と答えると、彼はいとも気楽に「うつ病って病気は大変な代物ですねえ、そんな患者さんが増えてるっていうけど本当ですか」ときく。〈オヤ？〉と思ったがそこは職業柄、「へえ、誰か身内に『うつ病』の人でもいたの？」と私。「身内どころじゃありませんやね、この私が『うつ病』をやりましてね。六カ月も入院しましたよ……」。以下はそのとき彼が問わず語りに話してくれた述懐である。

――それはえらい苦しみでしたよ。でも今になってみると、バカバカしいことに悩んじゃって。てんでお恥しいというか。あの病気ってやつは、どうでもいいことに悩み始めると、そいつがどんどん雪だるまみたいにふくれ上って大きくなるんですかね。今から考えると、なぜそんなに考え悩んじゃったのか不思議というもんです――。

四十二歳のころ、ある会社の社長付運転手をしていた彼を襲ったのは、どうやらまぎれもない「うつ病」だったらしい。彼の父親が昔タクシーの運転手で、十六、七歳のころから助手席に乗せられて、あとつぎの養成訓練を受けていた（戦前のタクシー運転手はみいりもよく、またそれだけのプライドもあり、利用する客も社会的階層が上で、なかなかの羽振りであった）。父親の特訓よろしく、二十歳になったころに、自前で父親のガレージの車一台をまかされるようになった。そのうち徴兵検査で甲種合格になった。配属された先が海兵隊。しごきの一年、二年が過ぎ、特技の運転技術を買われて、隊長付きの車の運転手となった。そのころ、日本は第二次大戦に突入した。徴兵の義務年限は終ったが、民間でタクシーを営業するのはこれから無理と悟った父親のすすめるまま、志願してそのまま隊長付運転「兵」として「運転」軍務に精励した。おかげで戦争の最前線に出ることもなく、同じ年ごろの連中がたどったような死線のなかで命を落とす運命をはからずも免かれたという。

父親は戦争のため、ガソリンの入手、車の入手が困難になって、そのガレージを閉鎖し、信州の田舎に帰り、百姓仕事にもどったが、彼だけは、〈車が運転できる〉立場にあってしごく幸福だった。やがて終戦。軍務がなくなった彼を待っていたのは父親であった。父親は、また彼を畑仕事の「助手」とし、つぎつぎと畑を開拓していった。日本経済が活況を呈し始めたころ、父親の土地に、ある会社の工場が進出してきた。畑の半分がかなりの高額で買いとられ、父親は一財産をつくった。そして彼は、それを機縁として、その会社の東京本社社長付運転手として、ふたたび慣れたハンドルをとる仕事に精を出すことになったのである。二十七歳で結婚。一男一女をもうけ、家庭は円満、父親は信州で果樹園をひらきこれも成功。彼の一家は順風満帆で、高度成長の波に乗って、太平の人生行路をたどっていったようである。

「そのころが一番よかったですね。社長は可愛がってくれるし、給料もまあまあで、オヤジも喜んでくれたし……」。

〈好事魔多し〉というが、いままで無事故できた彼が、こともあろうに接触事故を起こしてしまった。相手は彼の会社の取引先の銀行の車。

これが彼のプライドと責任感を刺激した。大した事故ではない。取引先の銀行も別に文句をいわぬ。社長も「気にしないでいい、つづけてやってくれ」という。しかし、この「事故」に彼の心はひっかかって、それにこだわると、〈雪だるま〉のように自責感にかられるゆうつが、心のなかでふくれあがっていった。ハンドルをとるのもこわい。社長はああいってくれるが、それだけに申しわけない気持でいっぱい。取引先の銀行がこれで文句をつけてきたら、社長は窮地に立つに違いない。そしたら、土地を買ってもらった父親にも迷惑が及ぶ。いや、もうすでに、「オヤジのところに賠償金の問題が持ち込まれているに違いない。運転の神様のオヤジに合わせる顔もない……」。ここまで彼の病状が進み、ゆううつなその姿は、彼の奥さん、社長の心配するところとなった。こうしてある大学の附属病院の精神科に入院。だが、入院したとたんに、「すまない、自分が人様に迷惑をかけた、だから自分はダメだ」という「罪業妄想」は、また別の、しかし根は同じうつ病症状に由来する彼の「貧困妄想」に変ったようである。

「これで私はもうダメと思ったのが病気のせいだったのですね。でも当時は深刻でした。賠償金の支払いのため、私の家や土地、家財一切がさしおさえられるのではないだろうか、オヤジの果樹園も同じ運命になると思ったものです。私の犯した『事故』で皆が困っているのに、私だけが入院しているわけにはいかない、経済的破綻《はたん》は目にみえている、と悩みに悩みました。女房もオヤジも〈そんなことはない〉といってくれました。でも、そういわれればいわれるほど、私のカンは当っている――そう私は考えました。入院費さえも払えないに違いない、こう思った私は……二重のつらさを味わった。死のうと考えたことも再々でした。そんな弱い神経になるのが、先生『うつ病』の特徴なのでしょうかねえ。皆さんそうですか？」

なんだか車のなかが、診察室のように思えてくるのだから妙だったが、しかし、彼の話の口調と運転の仕方に、いささかも「うつ病」のかげりはない。「で、あとどうしたの」という私の問いに、「退院したらすぐ辞めました。でもそのほうがよかった。会社の運転手には停年がやはりあります。いま、私は五十七歳ですが、個人タクシーの免許申請ができたのは『うつ病』のおかげです。あのまま病気せずにずるずるといたら、停年五十五歳でハンドルは握れません。そういう同僚がいます。ときどきあうことがありますが、しょせん運転手は運転が本命でしょう。ハンドルをとられて、停年後に嘱託として余命はつなげても、机に八時間向って、宛名書きやなにか、女の子でもできる仕事はとても向いてやしませんやね。『おまえはうまくやったな』と、かつての同僚にいわれますが、病気というやつだって、それを越えればかえって人生の局面が開かれてくるものですね。まあ、苦しいことはそれはなみたいていでなかったけど、今の私があるのは『うつ病』のおかげと思っているんです……」。

車が目的地についた。料金をはらってお釣をもらうとき、彼の渡し方は細心だった。「いくらでいくらもらいましたね、では十円がひとつふたつ……」という具合で、私はそこに「うつ病」になりやすい性格の几帳面《きちょうめん》さと、律儀さ、それにくどいばかりの慎重さを、回復した人の動作のなかに読みとることができた。やはり彼は「うつ病」だったように考えられる。

彼が訴えた「貧困妄想」は、初老期から更年期にかけて発病する「うつ病」に共通する特徴である。彼の感慨を反すうすることをも含めて、それをつぎに、精神病理学の立場から説明してみよう。

「うつ病」にかからなくても、私たちは気分がゆううつになることがある。些細なことにこだわったり、物事を自分にとって悪く解釈する（俗に「ひがむ」という）ことも日常生活の精神病理である。これが嵩じて、「うつ病」になると、ゆううつな気分が深く重く心の奥底にまで浸透する。これを「うつ的気分変調」というが、貧困妄想は、この心の奥底からでてくるものなのである。それは、〈こだわり〉や〈ひがみ〉の域をこえ、すべてが暗く重く、灰色に色どられた心象風景を背景として、重いタッチの絵筆で寒椿の花のすぐにしおれていく淀んだ紅色が画面のごく片隅に点影された抽象画のようなものとなる。観る者（＝周囲のもの）に異様な感じを与えるが、よく観ていると、暗い心象風景がみえてくると同時に、画面の片隅に点影された淀んだ紅色に、ある危機感がこめられているのがわかってくるのである。現実には、金がないわけではないし、逼迫《ひっぱく》した経済状況に陥っているのでもない。それなのに、「入院費も払えないからすぐ退院しなくては」「こんなことで医者にかかるゆとりはない」、そして「自分が非力だから家族の者に経済的な迷惑をかけてすまない」などと切々と訴えてくる。困った周囲の者（家族や身近な人）がいくらそれを〈取り越し苦労〉だと説得しても、彼らは一向に納得しない。そればかりか、そういわれるたびごとに、いっそう貧困妄想の根は大きく拡がっていく。貧困妄想の出発点となる「現状」認識に重く淀んだゆううつな気分があるから、常識的に現実をいくら説いても逆効果でしかなくなるのである。

うつ病者の貧困妄想や罪業妄想は、病める心と、正常でもふと感じるゆううつな心との接点と考えることができるものである。

現代人は表面賑やかに振舞っている。物資にもことかかないし、石油危機の恐慌は去った。街のなかでは、やたらに車が氾濫し、国内線のエアポートにはいつも人びとが群らがっている。新幹線は騒音を残しながらたくさんの人を運んで、数分ごとに鉄路の上を疾駆していく。それは、日常生活の「ゆううつ」とは程遠い活動である。

だが、ここでひとつ指摘しておかなくてはならないことがある。人間の行動と心とがいつも一体であるとは限らないし、活動的で、賑やかで、繁栄しているから、それで「幸福」、というふうには受けとらぬ心の領域が残されている。このことは、日常生活のなかで「空間」と「時間」の分離を味わう機会に訪れる「浦島的意識」といってもよい。「歓楽のあとに何が？」浦島伝説はそれを「ゆううつ」ととらえている。

アメリカの大学で十カ月間、研究生活を送っていた友人が、その年の学生の講義を集中的にするために帰国した。朝に羽田についた折、出迎えにきた奥さんから、大学から電話があって、「今日午前十時からの教授会に出てもらいたい」旨が伝えられた。彼は旅装をとくいとまもなく「教授会」に直行した。教授会のおこなわれる部屋と、それぞれの先輩、上司、同僚、友人の顔はそのままであった。討議されている議事内容もあいもかわらぬもの、と彼に思われたという。しかし、椅子についてから、彼は奇妙な感じに襲われた。それはのちに彼の語ったところによれば、

「なんと表現していいかわからないのだが、強いていえば二重の現実というかな、この場にいる自分が、同時に別のあの場にいるんだ。そ

してこの場が教授会の部屋のようでもあると同時に、アメリカの大学の会議室でもある。そのうち、自分はいまここにいる。しかし、『ここ』がアメリカなのか日本なのかわからなくなった。とたんに足許がくずれ去るような〈目まい〉を覚えた。〈どこにいる〉かわからないのがとても不安になった。大声で叫びたいぐらいの危機感が迫っていた。かろうじて、それを抑えたが、抑え切れたのは、教授会のメンバーの顔や、机や部屋の壁にしみついたよごれに思いあたったからだ。教授会は終っていた。冷汗を流し、頭をかかえて机に突伏していた自分を、『アメリカから帰ってすぐくだらぬ教授会にでるお前もバカな奴だ。疲れているんだろう、俺の研究室にこい』と、やさしく肩をたたき、自分をかかえるようにして連れ出してくれたのは同僚の一人だった。彼の研究室でやっとわれに帰った。〈ああ、自分は日本に帰ってきた〉のだと思った。『時間と空間が分裂していたんだよ、君は』と、彼が語ってくれたとき、ハッと思い当ったことがあった。それは、時間から解放され、空間からも遊離していた〈手ごたえのない存在感〉があのとき自分の心に不気味な不安感をもたらした原因となっていたのに気づいたからだった」。

このあと、彼は軽い「うつ病」にかかった。そして、そのとき彼は人間としての「存在感喪失」を訴えたものである。日常生活のなかで多くの人びとが感じる「ゆううつ」な気持は、「自分がない」とか、働きに働いているが、なにか「やるせない」、あるいは「そういう自分が本当の自分かしら」という「存在感」の危機であることが多い。

精神医学では、この心理を「存在感喪失症状」と呼んでいる。自分が自分であることに自信を失った自我同一性の危機に由来する心の現象だ、とそれを説明している。もっとわかりやすくいうなら、自分が何者であり、そこで何をすればいいのかわからない、という危機的・浮上的状態をいう。

存在感喪失にさらされ、「ゆううつ」になったひがみの心理は、シェイクスピアの『オセロ』の終幕にみてとることができる。それはオセロの次の科白に表現されている——。

「お前を殺す前にくちづけをしてやったな。
いま俺にできることはこうして、
自らを刺して死にながら口づけすることだ」（福田恆存訳『オセロ』）

第五幕第二場）。

デスデモーナを殺すまでのオセロは、「存在感喪失」の嫉妬にさらされていた。愛する者とともにいない感情に彼をひきずっていったのは、イアーゴの奸計であったが、一方ムーア人であるオセロの劣等感も、武将という直情径行の個性も、存在感喪失に一役を買っていたのを否定はできぬ。しかし、デスデモーナを扼殺《やくさつ》したとたんに、彼はおのれと同じだったものの喪失に愕然とする。そして、自らを刺し死のくちづけをすることによって、存在感のネガティブな復権をはかったのである。

現代では、オセロの悲劇はしばしば逆転する。たとえば、つぎのような事件があった。一流会社の部長が、娘の縁談整い、しかもそれが良縁であるはずの結婚式の前日に、自分の娘を殺し、ついで自殺した、という事件である。長いあいだ、丹精をこめて育ててきた憶い、娘の女としての成長と自分の老いの競合する心理、存在を委ねていた親しい者との分離、そして社会的に「親」としての使命観の終末、これらが「ゆううつ」な心をいつ私たちの心に育てるかはわかったものではない。だから、今では「ゆううつ」になって、死にたいという気持、あるいは「存在感喪失」は、自分自身の心よりも、他から（外から）強いられる危険が多くなっている。自と他の区別の定め難くなった「心」が、現代では、フィクションの世界以上に思わぬ悲劇を生むのである。

四　「離人症」に侵されやすい現代人

「離人症」とは耳なれぬ言葉である。日常使われる言葉ではない。これは精神医学の「専門用語」なのである。しかし、最近ではこれに近い意味の言葉が、若い人たちのあいだでよく使われているようだ。たとえば〈シラケル〉〈シラケタ〉という言葉がそれに近い。気取って〈シラケヨウ〉とするのではあるまい。現代生活のなかでどうして〈シラケテシマウ〉ようになるのか、その価値判断はさておき、やはり、「離人症」を現代語にうつせば〈シラケ症状〉ということになる。

depersonalization の訳語が「離人症」であるが、原語に注意してい

ただくとわかるように、〈自分から離れる〉あるいは「こう思ってい
た性格（personality）から、ずれていて、ちょうど軌道を失った電車
のよう」という心の病理現象であるといってよい。
「現実感がない、何をみても生き生きした感じがしない」「きれいな
花をみても、ほんとにきれいだという実感がない」「友人と付き合っ
たり、普通の話をしていても、自分が心からそうしているという気が
しない」などと訴えられる。これが離人症状で、たとえていうと、
宿酔《ふつかよい》のあくる朝の気分に似ている点もある。
ごく軽いものなら、身体が疲れているとき味わうこともまれにはあ
る。しかし、離人症の患者さんの表情は、けげんそうで〈はり〉がな
い。「現実」を確かめようという不審な目つきをしている。あるいは

何かを通して外界をうかがいながら、みつめるような目つきである。そとのことや自分のことに「現実感」が持てぬ、といいながら、現実感を持てぬことばかりにこだわり、いらだっている内なる感情は激しく、心的エネルギーは無駄に消費される。だから矛盾に満ちている。この矛盾がいま述べたような表情や目つきに現われてくるのである。

典型的な症状をいくつかあげてみると、

「相手が嫌いではなかったし、皆にも祝福され恵まれた結婚だった。でも何かはっきりした感じがなく、婚約時代も、結婚式当日も、ふつうに感じるはずの感激がない、新たな抱負など頭になく、現在思い返そうとしてもただ遠くのほうにぼーといってしまう。新婚の気分がない」。

「頭が宙に浮かんでいるよう、現実がわからない。自分のいっていることも友人にいわれていることも、上の空。毎日毎日、宙に浮いたような生活。やることはやっているけれど……」。

「独身時代も終って結婚したのだという人生の区切り（心の区切り）がなく、いつも同じような感じ」。

「むずかしい仕事をやりとげて、上司から賞められたが一向に感激する実感が湧かない」。

「現在の自分がわからない。だから、過去の自分も、未来の自分もまるで生き生きと伝わってこなくなっている」。

ざっとこんな具合である。患者さんは、ひとくちにいうと、外界・身体・自分自身に関する「現実性喪失感」に強くさいなまれ、それを苦しみ、執拗に訴える。「なんでもないことさ、誰だってそういうときがあるよ」と、弱り抜いた家族がいうと、患者さんはいっそうこれにこだわるのも特徴である。たしかに理解しがたい症状で、専門医でなくては、その心情を察することはむずかしい。

実例をあげて、この奇妙な心のトラブルの実態を説明してみよう。

F君は二十二歳、ある大学の法科の学生である。父は会社員、弟と二人兄弟。ごく平均的な家庭で育った。成績はよく、ストレートで大学まで進んだ。その彼が「現実感が持てない」といって、私のもとを訪れたのであった。

「大学へは現役入学。しかし受験勉強はほとんどしなかったので、入学したのがまったく信じられなかった。高校時代もろくに勉強しなかった。小学校・中学校では典型的な優等生タイプ。高校に入ってからがらっと変った。酒、タバコ、マージャンを覚えた。友人は多く学外でもいろいろな活動を行ない、今までの人生で最良の年だったと思っている。中学二年からバンド活動を始め、高校のころから熱がはいり仲間を募った。『酉の日』に神社の境内で、土地の顔役に頼まれバンド演奏をしたことがあった。少しのギャラをもらったが、演奏中は楽しく、自己陶酔の気持だった。この味が忘れられず、以後何回となく野外演奏をつづけた。大学に入ってからも、高校時代の『仲間』と演奏の練習を重ねた。ロックで食っていこうと思い始め、大学二年のころからは、ほとんど授業に出なくなった」。

「このころ、仲間の一人が原因不明の自殺。ショックだった。前期試験中だったので朝方まで勉強していて、床についたら夢をみた。自殺した友人が、バンドリーダーの僕をきつい目でにらんだかと思うと、包丁でエレキギターの絃をズタズタに切った。奴の霊が出てきたのか、悪夢にうなされて起きた僕の体は、こわさに震えていた」。

彼の語る過去には、歓び、悲しみ、などについての強烈な「感情体験」が色濃い。優等生からバンドリーダーにいたる急激な転換と、法科から音楽へという目標の転換など、価値目標の変化にも大きな落差がある。「大学三年のころ、友人のオヤジの紹介で、あるキャバレーの開店にともない、一カ月間バンド演奏の契約をする。ステージ（？）に立つのがはじめての経験。緊張の連続だった。帰りは終電車。床につけるのが午前三時から四時で、しだいに心もからだも疲れ、妙にいらいらしはじめた」。

「もういやだ、と思ったが、ギャラが割によく、仲間から『また、キャバレーの演奏をやろう』との意見がでた。仲間の一人がブローカーから仕事をとりつけてきた。他のメンバーも賛成したので仕方なく、僕も同意した。歌を歌えるのは僕一人。だからしようがないと思ったのだ。今度は、毎晩、演奏する場所が違う。ブローカーの事務所とメンバーの間に立ち、リーダーの僕は、連絡やら準備やらで、ほとほと疲れた」。

そろそろ、プロに近い生活に足を踏み入れたらしい。それが、疲れる仕事そのものにしだいに変っていったようである。感激と陶酔《とうすい》のあとにくる心身の疲れ、いやいやながら、仕事をしなくてはという仕事意識、それに伴う多忙さ、などが彼の挫折感を強める。「俺はやはり大学の勉強をして、法律で身を立てるしかない」と思う。しかし、講義はきいていない。単位も大分落している。といって今さら勉強に集中する時間も、心のゆとりもない。F君の「転身」はふたたびもとの自分を求めつつ喘《あえ》ぐ姿にまいもどった。この不安をいやすために、演奏が終ると、彼は仲間の二、三人を誘ってバーで飲むようになる。ギャラはそれに費消された。「友だちのギャラも使ってしまい、契約もあとはない。仲間からギャラの催促。ガールフレンドから借金したり、書籍を売り払ったりして、それにあてた。なんのための努力？ と思うと空しい。このころ、頭が一日中ぼーとしているのに気づく。一日、二日前のことなど、よく憶い出せなくなる」。プロ並みの仕事による疲れと、プロになり切れないことからくるF君の意識の苛立ちが、彼の空白感と裏腹になっているのがよくわかる。

こうして、F君は離人症状に侵されたのである。その内容はすでに述べた通りのもので、「いま、自分が何をしているかそれはわかります。しかし、そうしている自分が本当の私とはどうしても思えない、だからつらいのです」とか、「過去の自分と現在の私が、どうしてもつながらない。だから未来が描けない」という切実な訴えであった。

F君の症例から明らかなのは、過去における感情の大きなうねり、感情のおもむくままに行動し、その結果陥った実生活上の困難、目標設定の不充分さと、価値目標の不確かさ、などの特徴があげられるだろう。もうひとつは、ろくに勉強しなかったのに、「信じられないが」

ストレートに一流大学に入っていた、かつての勉強家の姿である。他人の意向にひきずられる意思のもろい転動性、そのくせ人を信じない表面的な感情生活なども極端な特徴となっている。そして、いま、彼は反省するのでもなく、後悔するのでもなく、日常の生活にしがみつきながらも、「実感がない」とシラケている。恐らく、読者の方がたは、そんな人間がいるのか？　と思われるだろうが、いま若者たちのなかに、離人症青年は増加しつつあるし、これからも離人症的人間が増加するであろう。

「離人症青年」の小学生、中学生時代は、たいていが模範的な優等生である。「鋳型《いがた》にはめられた僕に気づいたとき、なにか惧《おそ》ろしい圧迫を感じた」と語ってくれる者もある。F君にもそういう過去があった。

確実だと思っていた自己の存在が、じつは他から造られた「鋳型」でしかないのを知ったとき、惧れが生れ、「惧れ」にたいする内的反撥が起るのである。過去の現実はみえた。だが未来がみえない、「現実性喪失感」に脅かされるのも間もない。F君のように、感情のおもむくままに「鋳型」を破ろうとする衝動が、「現実」の前で空転に空転を重ねるのである。一見、「ストルム・ウント・ドラング」といわれる、青年の心のようにもみえるが、すでに未来への指向性を失った心の歪みは、他我や社会的現実のなかで自己を成熟させることができない。そして、成熟のともなわぬ自己は、内的な惧れをふくらませながら、線香花火のようにすぐにそれを散らせてしまう。残った心が、実在感喪失の「離人症」の灰となるのも間もなくのことになる。

昭和四十八（一九七三）年の十一月のこと、現職にある検事が、川崎市のスーパー・マーケットでワイシャツなど、計一万数千円の万引をした事件が報道された。万引を摘発し告訴する検事が、被告通りのことをしたのであるから、お日様が西から東へ上った感さえする。法務省は、この検事が「離人症」に侵されていたのを理由に、罪に問わず戒告処分としたのである。このことの当否は別として、「離人症状」は検事に万引させるほどの「心のトラブル」になるほど恐ろしいものである。法律で頭をいっぱいにし、刑事事件をたくさんかかえ、論理と実証でかためられた法廷がその仕事場で、しかも忙しいのが検事の職であると聞いている。そこには「遊ぶ」ゆとりはない。忙しさは知識の酷使を招き、法律の論理は、二者撰一の知的判断を強いる。ここに「知性の肥大化」が、F君の感情生活の希薄さとちょうど裏腹の関係になって現われているのがわかる。

離人症的青年のみならず、離人症的人間が増えると述べたのは、知性の肥大化がもう一方の原因として働いているのを、推定することができるからである。そして、大脳生理学の常識に従うと、知性の肥大は感情に余計なブレーキをかけ、そういう過剰なブレーキをかけられた感情は、その内容の豊富さを失って灰色と化するのである。「離人症人間」の心のありようは、価値観や存在感を失った風船のように、宇宙の彼方にフラフラと舞い上っていく。

五　「ひとりごと」

『武器よさらば』を書き、その晩年に『老人と海』という傑作をものにしたアーネスト・ヘミングウェイは、よく「ひとりごと」をいっていた。これは、キーウエストというヘミングウェイが『武器よさらば』を書いたころ好んで住んでいた街の古老から聞かされた話である。「古老」は、ヘミングウェイの〈ひとりごと〉を雑談の合間に話してくれたものだった——。

葉巻をくわえながら、「畜生！」「あの野郎め」「それがどうした」「売女《ばいた》め」「ああ聖女マリア様！」「ああしまった」「殺される、分隊長どうした」「金が欲しい」「馬鹿にするな」「ちえっ、あの娘」「ほしい、あの子の目が」「捨てろ」「救え」「またしくじった」「ああなんたること！」――などと、ペッペッと葉巻のカスをはきすてるように、こんな呟きを〈ひとりごと〉していたという。そして古老は「はじめは気持悪かったですがね、そのうち優しい旦那《ガイ》でさあ、とわかったら、気にならなくなりやした。なんだか心がくしゃくしゃしたとき、そんなことが多かった。ふだんは、あっし《ミー》が葉巻を届けますとね、『よくきてくれたな』と裏庭の椅子に座らせ、話し相手させられたもんだ、あっしには、淋しい人なんだなってわかりました。戦争（第一次世界大戦のこと）の話をよくしてくれましたよ。まだ奥さんはいなかったけど、きれいな看護婦さんの写真をみせてくれたのを覚えています。なんでも、戦争中知り合った愛人だったらしかったが、そんな話はあまり出ませんでしたね」。遠い昔を淡々と語る「古老」の目にはある感慨がこめられていた。象のように優しい目であった。友人の精神科医は、「ここに〈ヘミングウェイの邸宅〉があるのさ」といって、そこに案内してくれた。二階建てのロココ風だがすこしごつい家屋と、プールと、南国らしい葉の大きな常緑樹とがいっぱいに庭にあふれた、そんな邸宅であった。

「古老」の語ってくれた〈ひとりごと〉と、ヘミングウェイの小説は無関係でないように私には思われた。精神科医の友人もそう確信していたようである。ヘミングウェイの主な作品の主人公は、表面闘争的であるにもかかわらず、感傷的なまでに多感で、しかも胸に溢れる感情をひそかに秘め、ストイックなまでにそれを抑えに抑えている。ここに、彼の分身を読みとることができる。『老人と海』には、もっとさりげなく「心」の優しさを伝えてくれる表現がちりばめられている。このような人柄は、孤独には堪えられないし、一方、過去・現在の些細な心の波立ちに、いちいち深くこだわるものである。アメリカ小説界のハードボイルドの代表者ヘミングウェイの妙な〈ひとりごと〉をいぶかしく思われる読者もおられるに違いない。しかし、内面的な激しさが抑えに抑えられるとき、そして、優しい心が傷つくとき、この種の、弱々しかったり、激しかったりする〈ひとりごと〉を知らずしらずに口にしているものである。正常とはいえないが、病気の症状ともいえぬ。友人であるアメリカの精神科医は帰りの車のなかでいった。「激しい心を抑圧すると、無意識の自我が抵抗する。ヘミングウェイの〈ひとりごと〉は、『性の抑圧』から突き上げられた自我の抵抗さ」と。

「ひとりごと」は誰にもある。ヘミングウェイのつぶやいたそれらは、大方の人びとの経験したものであろう。とくに「心のなにか」を抑圧しなくてはならぬことの多い現代人には、むしろ自然の発散現象かもしれない。うっ屈した感情は、フロイトのいうように「性の抑圧」によるものとは限らない。仕事に追われ、競争場裡で自己主張の弱い人びとには、ひとりごとが多い。いわば、弱い自己への内的反撥、悔恨《かいこん》、未練の内的独白といってよいだろう。くやしまぎれの自己韜晦《とうかい》であるばあいもある。しかし、これらと違う「ひとりごと」もある。それを次に述べておかなくてはならない。

E君の父は大きな問屋を経営している。根っからのたたきあげ商人である。子どもにも厳しく、父といっしょだと食事もおちおち喉《のど》を通らないほど、子どもたちは父親を惧れていた。長男である彼は、父の後を継ぐよう育てられた。本当は大学にいきたかったのだが、「あきないに学問はいらねえ」という父の言葉で、それも断念。もともと内気で温和《おとな》しく、勉強好きの彼のために、高校の先生、母親が説得に努力したが、その甲斐もなかった。もっともE君自身、父親に反抗してまで、という気持がなかったのにも原因がある。こうして、父の店で働くようになったが、のんびり、おっとりのE君の働き方は、始終父親の怒りにふれた。「オヤジさん、そんなにまで言わなくても」とみるにみかねた番頭がいさめたというから、その「しごき」ぶりは相当なものだったろう。後継ぎ養成のスパルタ教育だったが、二年たっても一向にE君の働き振りに変りがない。さすがの父親もあきらめた。幸い弟が兄と反対に活発で明るい性格。父親は「弟」のほうを後継ぎにしようと考えたが、それは「あきない」に向かぬE君の性格を知った、職人肌の人の持つ現実感覚でもあった。三年遅れてE君はある大学の文学部に入ることを許されたが、父親の圧政のもとで我慢するというのでもなく、反抗するというのでもなかった彼の心を、推しはかることは、母親にもできなかったという。「素直な子でしたから……」と、E君の「二年間」の生活をハラハラしながら見守ってきた母親は、大学へ入学して勉強しているころの彼の姿をみて、ほっとしたと回想している。

ところが、こうして四年生になったE君は卒論を書いている最中に、運悪く追突事故を起してしまった。確かに彼の不注意には違いなかったが、金のある家の子弟とみられたのがいけなかった。賠償金のつりあげを企図して、相手は「このことを大学に知らせてやるぞ」と大分おどしたらしい。ついに、貯金をはたいただけでは足りなくなり、母親にやっとの思いで打ちあけた。父がそれを聞いて怒ったのはいうまでもない。「情ない奴だ、俺が出てケリをつける……」という父親の態度に、E君はかえって相手を怒らして大学に知らされたら困るからと、必死に哀願したというが、ここにもお人好しで素直すぎる彼の性格がよく現われている。父親が交渉に出て、E君の「追突事故」の事後処理にけりはついた。しかし、彼の心に残ったのは、〈相手が大学に通報するのではないか〉という惧れと、好きな本を買うための貯金がすべて賠償金と化してしまったことだけだった。卒論に必要な本もある。母親にいえばすぐ出してくれるだろうが、それが父親に知れたら怒鳴られるに決っている。こうして、E君は惧れと不安をかかえたまま、図書館で参考書を書きうつし、家に帰っておそくまで卒論の原稿を書いたという。「夜遅くまでがんばっていましたが、なんだかやつれてきたのが不安でした」と母親は語っている。

「事故処理」の済んだ約一カ月のち、大学の後期試験が始まった。最後の試験である。今まで落した単位はない。E君は、最後の専門課目の単位をすべてAにすべく努力を重ねる。これは、高校卒で親の後を継いだ弟も目をみはるほどの、E君の打ちこみようであった。「大学は楽な所ときいたけど、兄貴の勉強振りをみていると、とてもじゃねえ。俺は仕事のほうがずっと面白いのに、なんの変化もない勉強に打ち込んでいる兄貴が気でも狂わなければいいと思ったのに……」と。

試験も終った。しかしE君は友人に誘われて旅行するわけでもない。好きなスキーもとうとういかずじまい。卒論には優秀な評点が与えられた。だが一向に喜ぶ気配もない。終日、家でぼんやり過している。それだけならまだいいが、今までになかったE君の妙な態度が露わになって母に気づかれたのである。テレビをみているとニヤニヤ笑って、聞きとりにくいが、なにかを低い声でつぶやいている。別にテレビが面白い場面を展開しているわけではない。低い声のつぶやきは聞きとりにくいが、これも画面とは関係がありそうに、母親には思えない。友人から電話がかかってくる。すると、ちゃんと受け答えはしているが、普通の声で「うんそうだな……」といっているかと思うとすぐに、〈奴は頭がいい、とてもかなわない〉と低い声でいう。「ああいいさ、でも俺ちょっと疲れて行きにくいんだ」と誘いを断っている。そしてまたそのすぐあとに、〈ちゃんと読んでいるな、この電話が俺の今の心を読んでいる、奴はやっぱり頭がいい〉、ざっとこんな具合であった。ひそかに聞いていた母親は、「彼のひとりごと」が友人に聞かれないようひたすら願っていたという。

卒業式の日、E君は血相をかえて帰ってきた。目が妖しく光って、しかもきつい。「お母さんこの卒業証書はニセモノだ、俺は卒業させてもらっていない」。〈ヤツラダ、ヤッタゼ、ウラミヲコレデハラシタナ、頭ノイイヤツラダカラナ〉。「お母さんはそういうけど、これは本物じゃない」。〈アアヤッラハ頭ガイイ、オフクロマデマルメコンデ……〉。「ちゃんと学長の名前と判が押してあるって……」。〈ソコダ頭ノイイヤツラ、偽造シタナ……〉。「とにかく俺は卒業できていない」。〈ゴマカサレタ……〉。「大学院にはとてもいかれない」。〈ダイガクインニハイッテミロ、タダデハオカヌ、ヤツラハヤハリ頭ガイイ〉、――ざっとこんな具合のふつうの声での訴えと、低い声での〈ヤツラハ頭ガイイ〉の繰り返し的な「ひとりごと」の、いわば二重奏であった。なだめるのに苦労したが、卒業の祝いの夕宴の食卓には、親子水いらずで集まった。E君はニコニコして、血相を変えて帰ったときとはまるで違い、正気に戻っているかのようで、母親は安堵の胸をなでおろした。「オメデトウ」と父親。「兄貴よくやったな、総代だったって」と弟。二人の言葉にウンウンとうなずくE君の表情には〈かげり〉はなかった。「兄貴が勉強するなら、こちらはうんと仕事に精を出すから、大学院に行って偉い学者になってくれ」と弟。「ウン、ソウスルヨ。スマナイケド、ヤツラ頭ガイイカラ」とE君。「なあーに、これからだぜ、お互に頑張っておやじやおふくろを喜ばせてやろう……」と弟。

祝いの食事が終った。父親がテレビのスイッチを入れた。連続の時代劇で、父親の愛好するものであった。皆がそれに目を向ける。それはこの一家のなかば習慣となっていたことである。いつもなら、さっさと部屋に入っていくのに、E君は皆といっしょにテレビをみているではないか。主演格のきれいな女優がでてくると、「あれなんていうの」と名を聞く。「眼のきれいな奴だなあ」とE君はいう。そのとたんに低いほうの声で、〈アアシッテイルヨ、オレノガールフレンドニ似テイル〉とE君。「へえ、兄貴も結構隅に置けないんだな。色恋抜きの唐変木《とうへんぼく》と思っていたけど」と弟。「ウン、アイツダ、ケハイイヤツナンダ、オレノコトヲヨク知ッテイル」。弟はE君のこの言葉を、現実の彼がガールフレンドの話をしていると思ったらしい。テレビドラマもやがて終りに近づく。アクションの激しい男対男の闘争場面。「ソウダ、アイツダ、ヤレヤレ、ソレデヨイ、カツ、カナラズカツ」

とE君。さすがの父親も苦笑して、「大学者も活劇がお好きか。もっともお前のような奴は、こういう映画をみておくほうがいいぜ」。それには無関心で、「カツ、カナラズカツ」とE君。ざっとこんな具合の団欒《だんらん》だったと母が語ってくれた。

「ほっとしたのはしたんですけど、いつもと違うし、言うこともまるで子どもみたいで、なんだか変だな、と胸騒ぎはしました、でも、主人や弟が気づかなかったのですから、あの子もストレスからのがれたのかな」――と思ったのがそのときの印象だったという。「それにいつものあの子にしては、なんだか笑いが多かったよう。それも大声で笑うのではないのでした。うすら笑い、ときには目を輝かせた笑いで、でもそれは例の女優が画面にでてくるときだけなんです。筋とは関係がないようで……」と一抹の不安を、母親は抱いたようである。この母親の述懐に誤りはない。恐らく、E君は長いあいだ彼の「自我」を圧迫する力と内面の闘いをつづけながら卒業の日をやっと迎えたに違いないのだから。

あくる日のこと。テレビのチャンネルを珍らしくE君が廻した。その画面は評論家二人の対談。それをみたE君は「違う違う」といい、ガチャガチャとダイヤルを廻す始末。母親が驚いて聞くと、「昨夜の女優が自分に秋波《しゅうは》を送って、明日チャンネルのAB、何時でお逢いしましょう、といった。それが違っている……〈マタヤラレタ、頭ノイヤツダ、ヤツラガソウシタ〉。惜しい。彼女は俺を昨夜『愛している』『待っててね』といった。それが消えてしまった。彼女は〈ケサレタンダ、ヤッラニ〉。今でも俺を愛している。昨夜あれだけ二人で愛を誓い合ったじゃないか。〈ジャマガハイッタ、イッモコウ〉。あ、評論家のY氏は『未熟』といったね。〈オレノコトダ、ミジュク、ミジュク、ッテイッモイワレル、頭ガイイヤッダ、ミンナニテヲマワシテイル〉。そうか『未熟』か。それでもいい、彼女の居場所を確かめてくる……」。

父親の厳しさに「自我」を圧迫されてきたE君は、勉強という彼の興味の対象に打ちこむことによって、一時的にではあるが、危機を回避することができた。しかし、対象（＝勉強）が失われたその折に、彼の「自我」はテレビ女優の姿に一気に「同一化」されてしまったのである。こうして、現実よりはるかに遠い世界の対象に「自我」が同一化されるとき、妄想や幻覚が現われる。E君の「ひとりごと」は虚像を求めて狂奔する長年の心の「うっ屈」の現われであった。

E君の〈ひとりごと〉によくでてきた「頭ノイイヤツ」は、彼が追突した車の持主の男であった。彼の〈笑い〉は、女子学生たちが送る秋波であった。あるいは架空の性的体験にいろどられた「鏡の中の小さな太陽」のようにクールな片思いであった。そして、卒業式の夜のテレビ劇は、E君の自我を、萎縮から逆の肥大へと転化させ、一方では〈ヤツラ〉を惧れるE君の心理と、他方、〈ヤツラ〉に妨害されるがゆえに、いっそう恋のあかしを求めて虚像の女性に託した、病的片思いの精神病理として結晶したものであった。

二重人格という精神の病理もあるが、それとは違う。同時に、同一空間で、自我が拡散するにしても凝縮するにしても、その対象が失われ（E君のばあいには学問）、架空の虚像に心が向かうとき（ブラウン管のなかのE君の愛人）、かならず現われるのが、この事例の示すような〈ひとりごと〉なのである。

六　抑うつ感情と「うつ病」

「私は、自分の狂気が好きだ……」といったのは、J＝P・サルトルである。彼のいう「狂気」とは、抑うつ・不安・恐怖が漠然といりまじったもので、それらの渾然とした心を持つ〈人間存在〉の意義を説明している。それは哲学者・文学者の装いと考えることもできる。とはいえ、「ノイローゼ伝染説」をまともに主張しているのではないが、現代では、〈ある事情〉が、いつ、どんな形で私たちを襲うか、それこそわからないような状況に否応なく私たちはさらされている。誰しもが、ゆううつ、不安、恐怖に陥る危険は、なにもサルトルの「言葉」にまつまでもなく、例外中の例外とはいえない現実性をはらんでいる。精神科医も、彼が人間である以上、同じような状況にさらされている。それを次に述べてみたい。

まず、Gさんの話から始めよう。Gさんは私の友人で、乱気流を研究している。寺田寅彦の孫弟子にあたるせいか、大の寅彦ファンである。いま、農業技術研究所で農業気象と取り組み、農学博士の学位も持っている学者である。もう大分前になるが、NHKラジオで、G氏と対談したことがあった。題して「うつ病とともに」。ここにそれを再録してもよいだろう——。

「ずいぶんお久し振りですねえ、このごろはお元気のようですね。あなたとお会いして親しくなったのは、たしか七年ぐらい前になるでしょうか」

「いつも酒場で会ってましたね、本郷のね」

「いまでも私忘れないのは、乱気流と『ウンカ』の発生の流れが一致するというお話でした。すごく印象に残る面白いことをお聞きしているうちに、もっと奇想天外のお話を聞かされて、圧倒されたのを覚えています。あれが二人の出逢いでしたね」

「あのときは、私は躁の状態だったかも知れません。そうでないと、なかなかはじめて会った人に話しかけられないんですよ。あれからすぐ『うつ』になりましてね。そのときでしたか、平井さんに、『うつになったらどうしたらいいんですか?』と聞いたんです。そしたら平井さんはスラスラと紙に書いて渡してくれた言葉がありました」

「そんなことがありましたかねえ?」

「『うつになったら生きること以外のすべてのことをあきらめろと。ただ生きることだけに執着しろ、あとはすべてを放棄しろ』。なるほどと思ってそれ以来ずいぶん気をつけています」

「ぼくもじゃあずいぶんいいことを言ったものですね、躁的だったかも知れませんよ。ということはああいう酒を飲みにいくときにね、やっぱり調子がよろしいんでしょう」

「悪いときにもいきます。なんだかなじみの店だからいかないと悪いし、皆が心配するだろうと思って……。それで調子の悪いときもいきますが、酒が全然うまくなくってすぐ帰ります」

「ああ、やはり酒の味がまずくなる……。うつ病の患者さんはよくそういいますよ」

「そうです、全然味がない」

「ところで、一番最初『うつ』でお苦しみになったのはいつごろのことです？」

「私が二度目にアメリカにいったときです。テキサスにある農工大学に招かれていったんですけど、半年たちましたらヴィスコンシン大学から、給料を沢山出すから『こい』と。でまあ給料が上るなら家族もよべると思って、ヴィスコンシンに移ったんです。移ったら、『講義をやれ』『新しい実験の仕方を教えてくれ』と、矢つぎ早やの注文でした。ところが、語学が十分でなかったころですから、とても重荷でした。そうやっているうちに、だんだん死にたくなってきたんです。今にして思えば、栄転というか、重い責任を負わされた、そして場所が変った、すべて『うつ病』になる条件が備っていたように思います」

「そうそう、〈引越しうつ病〉とか、〈栄転うつ病〉〈昇進うつ病〉という言葉さえありますよ。そのときは相当長くお苦しみになりましたか？」

「ええ、私は友達に頼んで精神科の病院に入院させてもらいました。『自殺したい』なんて言いだしたもんで、友達も困ってそうしてくれたんでしょう。約一カ月入院。治療を受けて完全によくなりました。自殺したいというのは尋常じゃありませんよねえ」

「気が弱くなるということをよく患者さんから聞かされるんですけど、そういうこともございました？」

「自分が間違っている、みんな自分がいけない、なんでも自分の言ったこと、やったことが悪いんだ、だからひとさまに申し訳ない、そんな気持になりますね」

「元気なときのあなたなら、そんなこと考えるはずはないでしょう？」

「そうなんです。だから、治って、ああやっぱり、ぼくは『病気』だったと悟ったんです。それ以来、うつ病がくると、それとの闘いでしたね、この二十年来のことです」

「その後の『うつ』のとき、また別にお感じになったことがありました？」

「死にたいと思います。昔書いた論文を読みなおすと、どうしてこんな馬鹿なこと書いた、と自分を責めるんですね。人の論文がよくみえる……」

「ああそれはよく言いますねえ、『人がよくみえる』って」

「そうなりますと、〈俺なんていないないほうがいいんだ〉という気持になります。もう危なく死にそうになるから、友達やうちの者に頼んで、『病院に入れてくれ』といってあります」

「自分がすべて間違ってる、過去が空しい、自分のやってきたことがまるっきりミスだらけ、これが『うつ病』ののろしなんですね」

「それが、ガタンとくるから自分でも不思議なんですね。とにかく十年間に十一回の『うつ病』を繰り返してきたんですから。でもやっぱりわかりません」

「たしかに周期はありますね。繰り返しの。でもその期間は物理学的周期のように一定ではありませんよね」

「そのうち、『うつ』になってもいいころだ、と思うようになりました、でも必ず治るから、治ったら仕事を全部かたづけてやる、というファイトがでてずいぶん楽に生きられる心構えができました。元気なとき精いっぱい仕事するんです」

「ぼくにもやはり波はありますよ。そう大きい〈うねり〉じゃないけど……」

「私はね、精神科のお医者さんは、たいてい躁うつ病を持っているんじゃないかと思いますよ。それでなければ、こういうことに関心をもって勉強したり、患者につき合うということ、とてもできないんじゃないですか」

「そうですね、その点では自分の心の自己分析はします、そして人の心にたいしてもどうしても、関心が湧きますね。そういう意味じゃ、精神科医に変り者が多い……(笑)、さきほどの自己分析の結果ですが、『うつ』の期間ってのは、長い短いがございますか」

「四十五、六歳頃が一番短い。五十歳代が一番長い、それはなぜかっていうと、五十四歳のとき課長になっちゃったんです。ほかの課長に悪いかも知らないけど、研究が主じゃなくて管理職なんです。……研究のできない人生なんてつまらん、とつくづく思いました。それで、『うつ』が長かったんですね。所長もみるにみかねて課長を辞めさせてくれました」

「そしたらどうでした？」

「『うつ』の期間はありますが、そう長くはないのです。もうひとつは、外国にいくのがいけませんね、だから、それ以後は、外国にいくとき必ず女房をつれていきます」

「ご家族の方にも理解があるんですね、とくに奥さんの……」

「そうです、子どもも知ってます。それに友人も知って注意してくれてるようです」

「それは、あなたがあまり『病気』を気にせずにフランクにうちあけられる率直さ、それがいいんですね。お人柄かな」

「おれはいま『うつ』だから近よるな……」

「私も、あなたが『うつ』のとき、手紙でも書いてお見舞いでもと思うんですが、それは病状によくないのでさし控えていますが……」

「そうです、いけないいんです。私は『うつ』のとき人に激励されるのが非常につらいんです。ですから、研究所を休みまして、一日中ぼんやり過ごしてます。そして厭世感が強くなるようになると入院するんです」

「そうですね、たとえ地位もあがり、俸給があがっても、得意でない仕事、新しい仕事などがはいると、病状を悪くしますね。『うつ』の期間を長くしたりする……。自殺もそういう症例に多いようです」

「ですから、『うつ』になったら、友達に電話をかけるなと頼み、仕事のことはいっさい委ねちゃうんです」

「そうすると、悪くならず……」

「ええ、このごろは入院しなくて済むようになりました。期間も短いし……。ある程度よくなったときも大切ですね、家内が研究所に仕事にいくんじゃなくて散歩のつもりでいきなさいっていうんですね、そして帰りには、パチンコを何となくやりたくなるんです。球をながめているだけで、二時間ぐらい。そうしているうちに、パチンコをやりたくなくなるんです。そしたら、ああ、これは治ったな、という気持になります」

「いい奥様ですねえ……。たしかに回復期にはそういう面があるんですよ」

「悪いときはほんとにつらいです。本を読んでも全然頭に入らないんです。新聞をみるのもイヤです、文字をみるのがこわい……。もちろん字は書けません、自分で」

「海にたとえると、大きな波のうねりなんですね……。その振幅の小さいのは、誰にもありましてね……。天候の影響だ、という学者もいますよ。どうです、このごろ『うつ』になられたとき〈死にたい〉という気持にまで大きくダウンしますか？」

「ううん……。ひどいときはやっぱり踏切のところまでいきますよ……」

「ああ、やっぱり」

「これゃあ、危ないと思うんです。ただそのとき、俺が死んだら家族が悲しむだろう、と思って思いとどまるときがよくありました」

「私たち、『うつ病』の患者さんと接しているとき、なかなかそういう〈死にたい〉という気持を話して下さらない方があるんですね。こちらがわかればいいんですけど、どうしてもわからないばあいがありましてね。とくに治りかけのとき、自殺されちゃう、ほんとにがっかりしちゃうことがあるんですよ」

「そうでしょうねえ、私もよく新聞で、四十から五十歳代の人が自殺した記事をみますと、なぜ精神科のお医者さんに相談しないんだろうと思いますね。残念だと思います。私自身の経験からいって、家の者の理解、友人や同僚の理解、これは非常に大切なことだと思います」

これが友人G氏との対談のあらましである。「死に到る病」の深刻さが、教科書や家庭医学書に文字で書いてあるのとは、まったく違う実感のこめられているのに気付いていただければ幸いである。感情の起伏の長くかつ振幅の大きい〈うねり〉、それがある一定の限界を超えてダウンするときに「うつ病」が、そしてアップするとき「躁病」が現われてくると考えてよいのである。そして、振幅の一定限度内の軽いものなら、誰しもが程度の差こそあれ、日常感じている気分のようさ、悪さと本質的に異なるものではないが、この振幅を大きくゆらがせるもの、つまり躁うつ病の原因は、残念ながらまだわかっていない。いくつかの仮説的段階での所説はあるけれども。だから、それも「失われし心」のひとつなのかも知れない。私もそういう憶いにときどきおそわれることを白状しておこう。

七　躁的症状

近ごろの世相の賑やかさは、青い眼の外人には〈活気に溢れている〉と映るようで、人びとが群れ合う時と所には、必ずある種の熱気がある。

昔から、「旅」には人生の軌跡をふりかえり、自分の存在を神に尋ねるという「心ばえ」があった。四国の〈お遍路〉にしても、〈お伊勢参り〉にせよ、旅立つとき水盃を交わす昔の人の心には、生と死が表裏一体であるのを素朴に受けとめる自然さがあったといってもよい。今は違う。飛行機が、新幹線が、車が、そして、あらゆる交通網の発展が、人びとの心を行楽の地へと誘惑する。こうして、ジャパンはディスカバーされていくが、もし誰もそこに集まらないのでは、その価値はない。つまり、ディスカバー（発見）ではなく、ディスプレイ（陳列）であって、要するに、何々という観光地が旅行業者のパンフレットと化し、派手なポスターとなったりする。

言葉の面でも似たような点がある。たとえば、テレビのコマーシャルを聴いてみるがよい。瞬時に変る画面に合わせてCM嬢の早口が、できるだけ短い時間に、商品のイメージを印象づけるために、機関銃のようにポンポン耳を打ってくる。ラジオもそうだ。クイズ番組やりクエストコーナーの司会者たちのおしゃべりも、早口言葉の連発。ギャグと軽口をあえて、どうでもいいような話を、耳ざわりよく（？）マヨネーズを厚くかけて皿に盛る、そんなおしゃべりが多くなったようである。うっかり何か考えようものなら、おしゃべりはとうに右から左の耳に抜けて、話の脈絡をたどることができなくなる。それらの影響でもあるまいが、たとえば、カクテルパーティに出ると、人びとが早口になったなあ、と気づかされるし、結婚披露宴の司会者のおしゃべりにも、スピーチする人の話にもどこかで聞いたような、口調がこめられ、そんな洒落が入っている。にぎやかで騒がしい雰囲気は流行するものであろうか。あるいは、そういう雰囲気に生き甲斐を見いだす人びとが多いのであろうか。

ふだん温厚で優しい人が、あるときから急に、にぎやかで騒々しくなるばあいがある。これを「躁病」というが、最近の世相をみると、なんとなく躁病的な現象も少なくないと思われてならない。では、躁病という病態は、実際にはどういうものであろうか。

ある大学の文学部の先生。講義中の脱線ぶりが、じつは躁病ののろしであった。これは、その概要を学生から聴いた彼の同僚の話――。

「諸君、フランス革命の年号を知っているか。知らなくたってかまわないさ。でも年号を知っているかいないかは大違いさ。なに年号で人の業がきまるのが、あの縁日で売っている生年月日による占いさ。ウラナイは売らないに通じ、パリの古本屋でゴンクールの初版本をみつけたね。あっても売らねえんだ。癪《しゃく》にさわったから、あり金全部たたきつけて〈ウレエ、ウレエ〉と叫んでやったんだ。とうとう座り込みやったな。うん、手前たちも十二、三年前にやっただろ。あれと同じさ。そしたら、『ムシュー』なんてきざな警官が来やがってね、俺そいつに言ってやったさ、『テメエのガン・クールだなってね』。奴、目を白黒さしていたな。あとフランス語でベラベラしゃべってやった。俺のフランス語には年季がはいっていらあな。

　フランスっていえば、ルイ王朝だな、なんといってもすげえぜ、貴婦人なんてエレエモンダ、あのスカートあるだろ、あれの下がすっぽり丸くなっているね、どうして作るか知ってるか、なに知らねえ、学がないやね、皆バカヅラしやがって、あ、作り方だな、鯨《くじら》のヒゲさ。まっこう鯨のヒゲをね、カサの芯のようにスカートのひだに入れるんだ。鯨って字ね、変だね、哺乳類だろ、そのくせ『魚』って偏がついている。へんだね、まったく。鯨の肉ってうまいぞ、一番いいところをトロという。生の刺身でくう。このあいだ寿司屋で、『鯨のトロくれ』といったら笑いやがって、マグロのトロを出してきやがった。マグロもクジラもゴジラも汚染されてくえねえ代物になるんだろ。PCBか、ABCか知らねえが、毒くわば皿までさ。マグロのトロをくってから鯨の歌を歌ってやったんだ、ここで歌ってやろうか、うん。

『鉾《ほこ》をおさめて日の丸あげて
胸をドンと打ちゃ　夜あけの風が
そよろ　そよろと
身にしみわたる』

この歌知ってるか、ドウセシラネエンダロ、景気いい節だ。俺の生れた年にヒットした曲だ。つまり昭和二年、あとがこうだね、

『灘《なだ》の生酒に　肴《さかな》は鯨……』

灘の生酒っていえば、水だね、何といっても水だ、のどが渇いたな、誰か水持ってきてくれ、なにいやだって、ミズクセエことというなよ、……持ってきな」。

講義は爆笑につぐ爆笑につつまれたが、本人は一向に平気だったと

いう。観念のほとばしりが明らかで、それを話す本人も爽快な気分である。専門用語では、これを「観念奔逸」という。アイディアが湧き出るのはよいが、TPOをかまわず、それらが本人の現実を超えて暴走する、思考のテンポの異常と考えられている。講義の最中なら実害はすくない。これが教授会の席上や、企画会議の席上だったらどうであろう。得意絶頂の早口、早とちり、洒落と脱線、などの独擅場と化すから、はたの人が困るに違いない。要するに自覚せずして、彼は傍若無人となる。

「ねるのが惜しい。朝早く起きて、友人、知人の家をたずねたり電話をしたり、計画があるから、すぐそれを実行しないと気がおさまらない」というインスタント・マンの実例。

「レコードを買い集める、化粧品を買いまくる。それも急に……」というコレクトマニア。

「大声で早口、無遠慮で、誰彼となく、人をつかまえては、自分の気のおもむくままましゃべって一向にあきない。相手が辟易しているのさえ気づかない」「性的に放縦になる。女性はしなをつくって男性を誘惑・挑発しようとする」。性的脱線行為の女性側からのチャレンジ。

「金遣いが急にあらくなる。せっかくためた貯金も全部おろして、人におごるか、好きなものをやたらに買い込んでとめどがない。高価なものも平気、『つけで』なんてこともある」。クレジット・カードを持っている方は要注意。

「感情が昂ぶって、自分以外にえらいものはない、自分こそ正義の味方、などと考えるから周囲の人と摩擦を起しやすい。自分ほど偉い者はないと考え、他人を見下す始末となる」。経営陣にせよ、労働組合にせよ、こういう人に指導されたら、紛争は必至、倒産の危険と「ゴタゴタ」紛争の根はつきまい。

これらのすべてを「行為心迫」とわれわれは呼んでいる。爽快で昂揚した心がこの種の行為を必然的に心に、行動としても迫る、という意味である。

「花開く病」ということもできる。しかし、事の次第はすでに述べたようで、桜の花と同じように、せっかくのアイディアも、計画の実現に狂奔する努力も実るはずもない。困り果てた周囲の人びとが身内の患者の応対に疲れ切った表情をして、病的な〈元気さ〉に満ち満ちている躁病のご本人たちを精神科医のもとにつれてくることになる。

こう説明してくると、「俺も、私も一度躁病になってみたい」と思う方々もあるかと思う。それは確かにその通り。しかし、いくら器用な人でもこれになりたくてなれるなら、心の技巧は、それこそ行く先のない躁的世界の彼方に消えてしまうだろう。

第三章　感情の世界

――記憶と観念を狂わすもの――

一　心因性健忘

人間の精神機能には、「記憶」という根源的な働きがある。精神医学では、記憶機能を、新しいものに向かう働き、過去の蓄積を必要に応じてとり出す働き、のふたつに区別している。前者は若いもののものであり、後者は年齢を重ねたもののものである。また、そこに貯えられている古い記憶のうち、感情調につよく色どられるものははやく追想・再生される。記憶が知的機能であると考える心理学もあるが、精神医学の立場からいうと、記憶がどこで得られ、どこへいくであろう、という謎めいた要因をいまだに科学的に明らかにしてはいない。

感情調の強い関与が「記憶」という知的機能を狂わすことがある。つぎに「心因性健忘症」の事例によって、心の奥底にあるものを探ってみよう。迂遠になるかもしれないが、この心因性の健忘症（＝記憶喪失）に陥ったＩ氏の、診断から治療に至る経過を述べて、読者の方の理解のたすけとしたい。そこには「過度に抑圧された感情」という精神病理が働いていることもつけ加えておいてよい、と思うのである。

Ｉ氏の記憶喪失——その診断から治療まで

ある日、Ｉ氏は勤務先からいつもまっすぐに家に帰る日常性を破った。奥さんが心配したことはいうまでもない。ねもやらず翌朝の九時を待つ間もそぞろに、夫の勤務先に電話をかけたのも、無理からぬことだったろう。だが、Ｉ氏は出勤していない。九時半、十時、十時半、十一時と繰り返し電話したが、やはり彼は職場には出ていなかった。さては、近ごろ流行の「蒸発」かと考えた奥さんは、矢も楯《たて》もたまらず上司のところに相談にとんでいった。しかし、上司も別に彼の異常には気づかなかったという。「ふつうに仕事していたし、そのおだやかな素振りもふだんと変りなかった。けど、おかしいというなら、いつも休暇をとるとき自分から電話をかけてくるのにそれがない」との話であった。上司と、奥さん、それにＩ氏の兄とで相談した結果、〈とにかく一週間待って……〉、その上で連絡がつかないようなら、警察に捜索願いを出す。それまでは、できるだけの努力をして行き先を当ってみよう〉ということになった。奥さんは、この相談をしているとき、義兄がふとさりげなくもらした「子どもみたいな奴だな、小学校のころに友人とどこかへ行って夜遅く帰ってきたことがあった」という言葉に不審を持った。なぜなら、結婚以来仕事は几帳面にこなすのに、いざ家庭のこととなると、すべて〈奥さんまかせ〉のズボラさが彼にはあり、〈なんとなく頼りない思い〉をさせられていたことが憶い出されたからである。たとえば、金銭関係のズボラさがあった。〈小遣いが足りない〉といったことはないのに、ときに飲み屋からの催促状が舞い込んで、「払ったはず」と言い張る彼の尻ぬぐいを、彼女は何回もさせられた。大した金額ではないから……、と思いながら。

義兄の言葉に触発され、これ（彼の失踪）はきっと〈飲み屋〉と関係がある、と考えた彼女はI氏の持ってきたマッチを頼りに電話をかけてみた。表立ってはまずいがある程度本当に近いことをいわなくては、相手は真剣に答えてはくれまい、と覚悟を決めたうえの行動であった。二、三電話を入れたとたん、失踪の前夜に、ある〈飲み屋〉で、相当ご機嫌よく一人でのんで、遅く帰ったという情報が得られた。そこは家の近くで、電車に乗れば急行で三十分で帰れるはずの店であった。しかもI氏はそこで、一カ月分の飲み代を清算していたことが明らかになったが、その額は彼の小遣いでまかない切れるものではなかった。このことを彼女は義兄に相談した。義兄は半ばとぼけ、半ば真剣な表情で、この話を聞き、「沿線で家族連れで行楽にいったところはないか」と逆に聞き返した。彼女は数年前に、家族旅行をしたN景勝地を思い出した。義兄はこうして、蒸発したI氏を、N地の宿屋からみごとに連れかえってきたのである。わずか数日のことであった。

これで済めば、多少のトラブルを残したにせよ万事落着だった。しかし、彼女の前に現われたI氏は、不審な表情で、「どうしてあんなところに行ったのかわからない、記憶がまったくない」というのである。それが照れや隠しでないのは、彼の表情からわかった。しかも、N地の旅館で彼は一人、女の影はまったくない。このような状況で、茫然自失して「記憶がない」というI氏の言葉には「真剣さ」があった。

「まさか、気がおかしくなったのでは?!」という心配が奥さんの心に湧いたのも無理からぬことである。兄と奥さん、上司に連れられて、I氏は私の許に診察を求めてきた。彼の自発的な意思ではなく、周囲の人びとの心配のためであったといってよい。なにか平然というか、ぼんやりというか、定めがたいI氏の言動よりも、周囲の人たちの不安のほうが強く感じられたものである。

「記憶喪失症」といってよいが、これはそう多いものではない。しかし、その原因は、脳の病気、うつ病の初期徴候、そしてヒステリー性の現実逃避、あるいは詐病《さびょう》であるばあいなど、さまざまである。短い時間の診察ではわからないから、「入院してもらって精密に検査してもよいが」と、私は告げた。兄も奥さんもほっとした表情でこれを納得した。I氏もとくべつ反抗するのでもなく、ごく素直に入院を肯《がえん》じたのであった。私には、〈どうやらヒステリー性の逃避かな〉という勘が働いたのであるが、勘でものをいうわけにはいかない。それに、記憶喪失症の心のありようを探ることが治療に連なるばあいも多い。私は臨床医としてばかりではなく、人間の心に関心を持つ科学者としても、I氏の〈覚えがない〉事実に真剣に情熱を燃やして取り組もう、と思ったのである。

I氏のような事例では、まず脳の病気があるかないか、それを診断するのが常道である。また、現代医学は、それを診断するに十分な検査法がたくさんある。脳波、CTスキャン、脳のX線、脳動脈のなかに造影剤を入れて即刻X線をとる検査、尿量を計る、血圧、脈搏、体温の測定などの自律神経異常の検査が、I氏について詳細におこなわれたことはいうまでもない。腰のあたりの背骨のあいだに太い針を入れて、脳脊髄液をとって、そのなかに含まれる蛋白《たんぱく》、糖、その他の物質の反応性を調べる検査もおこなった。これらは順を追ってひとつひとつ慎重に検査されなくてはならないが、なかには、肉体的に痛く苦しいものもある。とても詐病のひとに堪えられるものではない。I氏は、この種の検査に素直でかつ協力的であった。この段階で、彼の〈覚えがない〉のが詐病ではないとの確信を強めたのはいうまでもない。そして、検査の結果はすべて〈正常〉であった。I氏の〈覚えなし〉が脳の病気によるものでないことはこうして立証された。

I氏は、病室のなかでもほかの患者にくらべるとひときわ明るかった。食欲もあるし、看護婦さんたちと冗談話もする。記憶喪失症を除けば、彼にはもはやどこにも異常はないかのようであった。うつ病でも分裂症でもないことが、病室内の彼の「適応」ぶりからしだいに明らかとなってきた。

脳の病気にもとづく記憶喪失症を、「器質性健忘症状群」と呼ぶ。記憶の中枢である脳の部分（側頭葉という脳の横の部分であるという説もあるし、脳の中央の奥から松ぼっくりのような型で突出している「松果体」だという意見もある）に病気が発見されたばあいをいう。しかし、I氏の脳は健常であった。あとは心のレベルの異常を考えなくてはならない。それは、「心因性健忘」といって、心のしこりが原因となって発生してくる神経症の一種である。

「心因性健忘」――人間存在の枠組みの破綻

Ｉ氏は、周囲の人を騒がせ悩ませた事実を、ノンシャラントに健やかに忘れていたのではない。それをどうしても〈追想〉できぬ悩みに、やはりさらされていた。「不思議だ、不思議だって皆にいわれるのですが、私にとってはもっと奇妙でわけがわからないのです。このまま気がおかしくなると思うと心配でねられない日もあります」と笑いながらも、Ｉ氏は困惑をかくさなかった。

つぎにＩ氏の記憶喪失症の精神病理を明らかにしていったプロセスを述べよう。「心因」という精神医学用語の真の意味の理解に、それが連なるだけでなく、私たちふつうの人間の心に起こる「日常生活の精神病理」を理解する助けともなろうと思われる。

私の勘は、〈小遣いではまかない切れない飲み屋の払いを清算した〉という彼の奥さんのいう事実に目をつけた。つまり、〈金がはいった〉ことである。こういったからといって、刑事のような穿さく的根性は私にはなかった。また、I氏もそういう悪いことのできる人柄ではない。

ある日のことである。診察室でI氏と一対一で話しているときに、主要とは思われぬ雑談めいた彼の言葉から、私の脳裡に天啓のようにひらめいたことがあった。それは、どういういきさつからそうなったのかは忘れたが、つぎのようなI氏の話があったのに端を発する――。

「……名馬にもアキレスの腱みたいのがありましてね。右廻りの馬場には滅法強いんですが、左廻りの馬場になると、馬鹿に過敏で、『弱い馬』にしてやられるんですよ……」と。

金——競馬——大穴という脈絡が浮んできた。I氏の奥さんに、発見された当時の洋服のどこかに、〈馬券みたいなものはなかったかしら〉と私はたずねた。その翌日、奥さんから手渡されたのは、まぎれもない場外馬券の断片であった。I氏に、私はこの馬券を見せた。彼にとって突然のことであった。なぜなら、前置きなしに、私が「Iさん、これあなたのものじゃない」と問うたからである。彼ははじめいぶかしげにそれを手にとった。しばらくの時がたった。彼の眼が輝いた——「そうだ、大穴を当てたんだった」。あとは思わぬ大金のはいった彼が、急に気が大きくなって、酒も手伝っていたのであろう、にわか大名旅行に出発したわけだった。これがきっかけで、数日間の記憶が見事に回復し、I氏は〈忘れた〉事実を、時間をかけながらゆっくり語ってくれた。治療は完成し、彼は退院していった。大穴で当てた大金がすでにいくばくも残っていなかったのはいうまでもない。「心因性健忘」の治療は、きっかけとなった強烈な感情体験の源を掘り起こすことに始まる。そして、過去の感情生活を詳しく聞きながら、忘れていた時期のことを回想させる。つぎにその理由をI氏の事例に則って説明してみよう。

彼の小遣いは、毎日毎日奥さんの手によって渡されるものであった。きつい奥さんであると思うだろうが、I氏には持っていると金をすぐに費ってしまう悪癖があって、奥さんはその防衛策を講じたのである。たしかに、しっかり者の奥さんである。それにたいして、末っ子としてのんびり育ち、「母性」に依存する彼は、ある時期まで満足していたが、三十歳も半ばを過ぎ、会社でのポストもあがると、つい交際費も多くなる。しかし、余分の金を妻に堂々と要求するには、彼の過去の実績（？）がわざわいして、遠慮が起こる。そろそろ、発展（？）したい年ごろでもあった。日々妻から手渡される小遣いが、彼の収入に見合う相応の額であるとしても、範囲が限られているとなれば、もともと金遣いのあらい彼のこと、窮屈な気持になる。この〈遠慮と窮屈〉は彼の心を抑圧するものに変わった。それが長年つづいた結果、彼の無意識には「母性像」にたいする謀反が胚胎《はいたい》した。それは、妻に頼っていては「窮屈だ」、自立するには「金がいる」とかく「亭主は生きにくい」という、平たくいえばそんな心情に連なるものである。

まずいことに、I氏は都心の大銀行の行員であった。手堅い仕事にとり囲まれた毎日。飛躍（？）を欲する内的冒険心、および窮屈さからの逃避願望が、彼の心にうっ積し、競馬の大穴はそれを噴出させる引き金となった。

こうして、無意識の暴発が彼の人生を仮の第二の人生に仕立てあげた。それが数日にわたる大名旅行であり、またその間の記憶喪失をもたらした。いわば、たまゆらの第二の人生を彼は送っただけなのである。「ええ、何だか当時は浮き浮きして自分が変ったようでした。でも、兄の顔をみたとき、はっと自分の現実に気づきました。そしたら、『どうしてここに？』、私はわからなくなってしまったのです。浦島太郎の気持を実際に味わったのです」とI氏は語ってくれた。日常生活の心のリズムの枠を破った結果が、彼の「心因性健忘症」であった。その後、彼はまたもとの生活リズムに戻り、真面目に現実に生きている。もっとも、奥さんが小遣いの額を増やしたかどうかは、いまとなっては確かめようのないことである。

「第二の人生を」とは恐らく誰しもが持っている願望であろう。しかし、それが現実化できぬことも一方では承知している。もし、それがなにかのきっかけでかなえられたとき、その間は現実に生きている自分ではないから、またもとの「現実」に帰ったとたんに、結局回想不能＝健忘に陥るのだが、人間の存在の枠組みを震撼させる感情生活の重みを、I氏の事例はよく伝えてくれている。

Ｉ氏のような事例はたしかに珍らしい。しかし、それは医者の目にふれないだけのことであって、むしろかなり多いのではないかと思われる。

もうひとつの例をあげよう。

昭和四十七（一九七二）年のことだったろうか。フランス北端のある港町で、日本のＯＬが「記憶喪失症」にかかって保護された、と大きく報道された。

彼女が「記憶喪失症」に陥っていたことは確かである。保護されたのちに、父や母、妹の名も回想できず、日本からかけつけた身内のものに、〈わからない〉と悲しい表情をみせたからである。

彼女はパリからマルセーユに行ったと報道された。そこにひとつの謎を解く鍵がある。つまり、パリ駅から鉄道でマルセーユに行く便と、逆の北方にいく便とがあることである。おそらく、マルセーユの友人の許に行くことはそのとおりだったのだろう。一人歩きの心細さから友人を頼る気持になったのも当然だろう。だが列車は南へ行かず北に向かった。彼女は行く先を確かめなかったのか、行く先の標示を読み違えたのかのいずれかである。北の終着駅についたとき、彼女は自分の〈間違い〉に気づかなかったと思われる。友との連絡がつかないとなったとき、彼女は直観的にマルセーユではない、と知ったのであろうか。そのとき、彼女の存在感・実在感が大きく揺らいだ。彼女はパニック状態に陥った。恐怖、不可思議、存在の不安などに心を圧迫されるとき、人は危機に対処する知恵を突然に失ってしまう。「心因性健忘」に陥った彼女の悲劇は、南と北の方向の誤りが直接のきっかけであった。空間における自己の定位が失われるとき、人間が存在感の喪失どころか、「危機感の極度の昂まりに陥り、自らは何も知り得ない」と、精神病理学者でも哲学者でもあるK・ヤスパースの述べたように、危機的状況、それが、過去から未来へとつづく自己喪失を招き、生きる途の断層となることはいうまでもない。いわば、自己の人生の軌跡に大きな穴があいた記憶喪失症が、そのあとに残るのだといってもよい。

記憶が失われるとき、失ったものにこうむる心の痛手はひどい。だが、それにもまして、記憶を失わせるような存在感喪失を強いる現実が、情報の多さによって、非現実との境界を失って、「かのような現実」の迷路にふみこんでいくのを、どう受けとめたらよいものだろうか。

二　妄想と感情

「晴着妄想」

人間なら誰でも、人に見られたい欲求を持っている。洋服にしても着物にしても、「自分に似合うかしら」と思いながらえらぶ心理に、そのことがよく示されている。この端的な現われが「晴着妄想」と呼ばれるものである。

人は何かの機会に「晴着」をきる。その機会はその人にとってなんらかの意味を持つときであることが多い。ときに友人の結婚披露宴の日であったり、また別のときには恋人とのデートの日であったりする。晴れやかに外に出かける。すると、周囲の他人が「なんとなく自分を見ている、『晴着』を着た自分に注目している」という感慨を味わう。この「感慨」が晴着妄想なのである。したがって、晴着にはふたつの心理的な分節がある。ひとつは、晴着を着るときの心の内容である。もうひとつは、晴着を着た自分自身が「いつもの自分とは違う」という心理である。ふつうこれらの心理的分節は意識されない。だが、ある機会に晴着を着ることは、日常の現実と一味違う心の体験である。これが第三者に投射されるとき、人が晴着姿の自分を注目しているという妄想に転化する。そして「人に見られたい欲求」が、現実から遊離した心の次元で、あたかもその折にだけ現実化したように受けとられるのである。

『枕草子』四十五に、「似げなきもの、……下衆《げす》の紅の袴《はかま》着たる……」とあるが、第三者の目に似合わない、そぐわないと感じられようとも、下衆の根性では「紅の袴着たる」自分の姿は似合いかつそぐわしい「現実」なのである。第三者的現実と、晴着を着た心の現実が乖離《かいり》すればするほど、「晴着妄想」の度は強くなる。それは、「かのような現実」を理屈ぬきに真実である、と受けとる心に違いない。「人に見られたい」欲求は疑似現実（シュード・リアリティ）によって満足されるが、それは「晴着」という具象的に肌ざわりの明らかなもの、ものの所産であるだけに、心の次元では〈確実さ〉として受けとられるものである。したがって、ここで強調しておきたいのは、「似合う」「似合わない」という客観と主観の鋭くかつ深い対立が妄想の精神病理の根底をなす、ということである。

空想と夢想と幻想と

ジーンズをはき、Tシャツに長髪の現代の若者にとって、「晴着妄想」などおよそ縁のない代物のようである。働くのに都合よく、着やすい服装――それが現代の若者をジーンズスタイルに同化させていくのであろう。「現実感覚」の働きすぎの極北ともいうべき現実を、それは示しているようで、つまるところ、「似合う」「似合わない」ことなどどうでもいいという「モード」といってもよい。

そういえば、精神科医の許に訪れる若者に、ジーンズスタイルがほとんど皆無《かいむ》に近いのに気づかされる。たんなる偶然であろうか。もちろんジーンズをはいていれば「病気にはならない」といっているのではない。現実感覚の働き過ぎが「妄想」患者の減少を招いているはず、と早合点されても困る。むしろ、このジーンズ感覚が、空想や幻想を抱く人間らしい心を反って萎縮させているのではないか。

いま四十代を過ぎている人なら、誰しもが、昔、空想に耽った経験を持っているにちがいない。たとえば、小学生時代に年上の娘に淡い恋心（？）を抱き、声をかけられない憶いから、彼女との会話を頭の中に描く、そんな空想もあるだろう。あるいは、自分の将来の姿をなにかのきっかけで脳裡に浮べ、空想の未来世界に、SF以上の冒険心と途方もない「科学」の進歩を夢みた人もいよう。ロマンの香り溢れる映画のヒーローやヒロインに、自己を同一化する夢想も、現実から適当な距離を持ちながらの空想であるといえたであろう。

若いころ、比較的自由な環境に育った人は成人になっても、空想癖の抜けぬものである。その理由はさておき、「暇になると、ぼんやり煙草をふかし、俺はもうひとつの可能だったかも知れない人生を憶う。別に栄光にいろどられた別人生というわけではない。ただ人生が一回しかない、と思うにはあまりにわびしくてね」と語ってくれた人がいる。自由な家庭に育ち、自由をモットーとする教育のコースを通り抜けて、いま小市民的生活に安定している男の感慨であった。断っておくが彼は現実に何の不満もない境遇にいる。

空想はまた小説となり詩となる。川端康成の『千羽鶴』は、彼が鎌倉円覚寺の茶会へ行くどこかのお嬢さんを見て、それからヒントを得たという。彼はその「お嬢さん」の姿をきっかけとして、物語りそのものを完全な空想で構成したのであった。

シグモンド・フロイトは少年時代にしばしば白昼夢（デイ・ドリーム）に襲われたという。それは彼の自伝によれば、「ナルチスティックな幻想の中で、剣による世界の征服の主人公に身を擬した」と語られた言葉に明らかである。後世に名を残したい彼の少年時代からの野心が汲みとれるのだが、剣によらず「精神分析」でフロイトは見事に「後世に名を残し」ている。

江戸川乱歩の名を知る人は少なくない。彼の推理小説のなかに繰り返し語られる扮装《ふんそう》欲、化身願望、ユートピア願望は、現代の人気作家にあまりみられぬ鮮明なイメージを展開してくれている。『わが夢と真実』のなかで、彼自身が回想しているとおり、少年時代の空想癖は相当なものである。しかも、それは推理小説の巨匠となった彼を育てた原動力であった。

北杜夫の小説に人気があるのは、空想と現実と、そして現実と幻想を、巧みな文章表現で立体化し、誰もがそのなかにとけこんでいける余地を残しているからではないか。

現代では、空想、夢想、幻想をポジティブに発散させ、昇華させる土壌は失われつつある。一九七五年五月、三菱重工ビル爆破事件の犯人が検挙された。新聞報道によると、犯人の誰もが、「え、あの人が」という近所の人、同僚の言葉に表現されているように、「ごくふつうの市民」という日常現実のなかに埋没した存在であったようである。『腹腹時計』の教条によるのかもしれないが、空想や幻想を忘れさるとき、現実にはこの種の残虐な事件の起こる素地のある心の事実を伝えている。

「白昼夢」が夢でなくなるときが、人間の心の危機である。とくに、現代の管理社会では、たとえ相当の努力をしたとしても、誰もが権勢欲を実現できるとは限るまい。あの患者はいった――「私はヒトラーやムッソリーニに親近感を覚えます。ぼくのいまできないが、やりたいことをおこなったからです。先生は私を病気といわれますが、『革命政権』ができるまで『病気』から私は離れたくありません」と。彼は大学生である。これを「内的攻撃心」と専門的に呼ぶが、今の世相は、こういう抑圧された「内的攻撃心」を産みやすくしているのではあるまいか。そして「白昼夢」が「現実行動」に短絡するところに、現代人の陥りやすい性急な精神病理を指摘することができる。

観念のとりこ――妄想人

「空飛ぶ円盤」が日本でも話題となって、あるテレビ局が北海道でUFO（空飛ぶ円盤）の実況放映をおこなったそうである。見た人の話を聞くと、なんでもUFOらしいものが画面に映し出され、しかもそれが市街区のビルのあいだを縫うように見えた、ということである。こうなると、芥川龍之介のアフォリズムではないが、「銀座の雑踏のなか、君のすぐ傍に火星人がいないとは誰も保証できない」といいたい気持がする。

話は変わるが、スコットランドには「ロッホ」という湖がたくさんある。一九三〇年ごろから、数あるロッホのなかに怪物が住んでいて、「それを見た」という人びとも多く、近ごろはまた見たという人のほうが多くなりつつあると聞いた。そんななかで一番怪物が出ると噂されるのが、「ロッホ・ネス」という大きな湖である。本当か酔余の軽口なのか、それは定かでないにしても、吉田健一氏は随筆のなかにその見聞記（?）を書いておられる。

「黒い点が水面を非常な速力で走って行って、その時、これはあざらしに違いないと思った。（中略）あざらしで、そのあざらしはいなかったのだと思いたかったのである。黒い点が殖えて、それが前より近くなったような気がした。後はどこを見ていたらいいのか解らなかった。湖の水面から目を離すことだけは出来なくて、そして口も利けなかった。（中略）水が盛り上って、我々の方に向って来たと思うと、岸で砕けて牧場を浸し、波が我々の足許まで拡って来た。その時初めて、自分が感じている恐怖を意識したのではないかと思う。」（吉田健一『酒に呑まれた頭』、新潮社、昭和三十年）。吉田健一氏は「ロッホ・ネス」の怪物を見たとはいっていない。「妙なことがあるもんだね」と氏は軽くいなしている。石原慎太郎氏は、この怪物探険に乗り出そうとしたが、この壮挙は英国政府の許すところとならなかった。「怪物」は妄想と同じように、好奇心の対象となるものではない、と英国政府はいいたかったようである。

ヒマラヤの雪男の存在もいまだ謎の彼方にある。筆者の学生時代の先生で、解剖学の泰斗であるA教授は、「君、そりゃあ雪男はいるに決ってるよ。ただ確かめていいかどうか、そこは人知と神秘の戦いでね」と、あるとき私に話されたのを憶い出す。A教授は誰かにかつがれたのであろう。「雪男調査団団長」となって遠征されたのだったが、雪男の存在はいまだに杳《よう》として知られていない。

I君は十九歳、地方の高校を卒え、東京の大学に進学した。はじめは勉強も面白く、東京での下宿生活も快い刺激であったようである。夏休みのクラブ合宿で、水泳部の先輩に「おまえ臭いな、腋臭《わきが》があるのなら早く治してこい」といわれたのがきっかけで、腋臭の治療をした。しかし秋になって、学校へ行くと「自分の体から臭いが出ている、だから皆が避ける」と考えこむ日々がつづいた。もともと内向的な性格の彼のこと、友人は少なかった。相談するすべもなく、彼は神経科の診察を求めてやってきた。いかにも朴とつで真面目そうなタイプの青年で、体つきもがっしりしている。予診のカルテにはこう書いてあった。「秋ごろから、体から臭いがするので、級友が自分を避ける。講義室でも前のほうに坐ると、教授が鼻をならすので、きっと自分の臭いがわかって嫌っている、と思う。なるべく後のほうに坐るが、そうするとまた左右の席には誰も坐らない。やっぱり避けているんだな、自分が臭いのために嫌われているのだ、と思うと情なくなる。このごろでは、そんなことばかり考えるようになり、落着いて勉強できない。注意が散漫で、気持が滅入ってしまう……」と。彼との精神医学的面接はつぎのように進められた。

「で、実際に、君も臭いを感じるの？」

「いいえ、それならこんなに苦しまなくて済みます。でも嗅覚は鈍感だといわれているでしょう、ぼく自身の臭いにぼくが鈍感になっているかもしれない……」と彼はいい、口ごもる。

「直接面と向かっていわれたことは？」

「それはありません……」

「でも水泳部の先輩に『臭い』っていわれたのね」
「ああ、それは事実です。大ショックでした。自分でわからなかったから……。すぐ医者に行って治してもらいましたけど……」
「で……」（口ごもる彼をすこしはげますような語感を込めて）
「……自分では治ったと思えない、あれから何度も皮膚科の医者に診てもらいました。どの先生も大丈夫だ、治っている、気のせいだよといわれました」
「それでも君は安心できないのね」（と話を引きとってやる調子で、彼の心を受けとめる）
「そうなんです」（ここで彼は初めて顔を上げ正視する態度を示す）
「むしろ不安なのかしら？　臭いがするので」

「ええ、そうです。この頃はこわいんです。学校でもどこでも自分の居場所がない、そんな感じでやり切れない……」（浮かぬ、情なさそうな表情。ふたたび彼は目を伏せる。しばらくそのまま）

「下宿でしたね、お一人ですか？」（こういう「間」がつづくときは話題をかえるのがいい）

「はあ、一人です」（気まずく感じていた「間」が救われたような口調で）

「そこなら落ち着く？……」

「いいえ駄目です。臭いのすることばかり考えてしまうんです」（性急に、こちらの話を先取りしてこういう。いらいら、あせりが明らかである）

「そう、そういうときあなたの臭いがわかりますか?」（苛立ちを鎮めるようやさしく）

「いいえ、感じません、でも臭いは体から出ているに違いないんです」（断定的な口調）

「友だちや、誰か来られるでしょう。そういうときはどうです」

「誰も来ないように努めているので、こられたら困るから……」

「あ、そうか。臭いが感じとられるから嫌なのね。でも来たいという人は断れないでしょう?」（彼の心をゆさぶるようにすこし冷たい口調）

「そういうときには、布団からたたみに香水をかけ、掃除《そうじ》を丹念にやります。ぼくも風呂にはいって、下着から一切をとりかえます。アルコールで腋の下や下の方までごしごし拭くのです」

「で、結果はどうです？」

「なんとなく相手は落着かぬ様子でいますが、すぐ嫌になるのか、ちょっと用事を忘れてた、とかなんとかいって帰っていってしまう……」

「そんなにまでして……。でも、かえって不自然じゃないかな。第一君が疲れるでしょう」

「ええ、相手が来たときには、もう疲れて応対が面倒になっている……」

「そこまで考えてしまうの……。じゃあつらいでしょうね」（と彼の悩みをそのまま受けとめてやる。強い口調がいい）。来た人は臭いではなく、彼の疲れた面倒くさい態度を知って途中で帰るのに違いない。しかし、このことを彼に説得しても無駄である。

こういう「面接」を数回繰り返しているうちに明らかになったのは、第一に「自分の体から臭いが出ている、しかし自分ではそれがわからない」という心の分節と、もうひとつは、「人が自分を避けている、その理由は自分の体から出る臭いのため」という分節である。論理的に考えればこれらの分節が同じ心で結び付くはずがない。I君の心では、しかしこれらの区別がなくなって、「人が自分を避ける」こと自体が、「臭い」の実体（？）に転化されているのである。

妄想はこうした心理的メカニズムで発生する。I君の例で説明すると、「人が避ける」のは実際には単なる偶然である（たとえば講義室の後に坐ると両方の席に誰も坐らないこと)。しかし、彼は臭いがするためだと思ってしまう。偶発的事象に意味づけをするのである。「意味づけ」られた「偶然」は、当人がそうしたにもかかわらず「臭いのする現実」として当人の心を圧迫する。この圧迫は初めの「意味づけ」を忘れさせてしまう。つまり、心の真実と変わる。そして、「臭いのする現実」でしか心は周囲を観ようとしない。だから、「自分を避ける周囲」がずかずかと心のなかに入り込んでくる。「先生が鼻をくすくすする」のは、先生のくせであったか、たまたま風邪《かぜ》をひいていたか、せいぜいそのくらいのことであったろう。彼が「臭いのため、自分が皆に嫌われている」と感じるとき、「臭いのする現実」は心のなかで実体化する。

Ｉ君の〈臭いがする、だから皆が避ける〉というのは、主観的には否定できない事実（？）である。なぜなら彼がそう思うかぎりそれはその通りだからである。なぜか。それをつぎに考えてみよう。

第一はきっかけである。しかも当人にとって重要なショックとなる性質を持つことがらの突然の現われである。第二は、それを否定する客観的事実を歪めて受けとる当人の心理である。ショックが大きければ大きいほどこの歪みはひどい。第三には、妄想を抱く人の孤独な存在である。相談相手がいてもいなくても、心は孤独の無限地獄のなかで、存在証明（アリバイ）を求めつづける。アリバイがないと思うとき、心の歪曲は極点に達する。つまり、誰もが肯定し信用してくれない以上、観念と現実の分裂は決定的となる。当人の心のなかでは観念と現実の区別が融合してしまう。たしかに矛盾であろう。この融合が当人を追い込まれた状況に導く。現実には〈矛盾している〉のに、それに気づかない心は、矛盾をそのまま取りこんでしまう。

固定観念は誰にもある。それが妄想とならないのは、良識・常識のなかで消化されるからである。不消化の固定観念にいたる心的プロセスには、だから現実に消化し切れないほど途方もない心的ショックが傷跡をひいて、あとあとの精神生活をすべて歪曲した型で背負わなくては、という〈追い込まれ状況〉が認められる。I君の例はそのことをよく示してくれている。

現代では、誰もが人を信用し得ぬ心的状況にさらされ、かつまた、「現実」がシビアーでそれ自体が動かし得ない物的証拠であるような弁明の余地のない〈追い込まれ〉状況も厳として存在している。些細なきっかけで生れた「観念」が、固定化し肥大しつつ妄想に転化する危険は、私たちの身辺に蜘蛛《くも》の巣のように張りめぐらされている。

三　感情の世界

現代人の感情生活

前にも述べたように、『腹腹時計』をテキストにして一連のビル爆破事件を企図し実行したグループは、意外なほど市民性を身につけた生活を送っていたという。もしそうなら、「市民性」という衣裳のなかに、鎧《よろい》が巧みに隠されていたことになる。

妄想人が妄想のとりことなるとき、大きな感情、気分の動揺にさらされることは、日常生活のなかで心の鎧をまとえないことと無縁ではない。「内的攻撃心」や「固定観念」にひきずりまわされたあげく、それらをカバーできない心情が病的に肥大する結果を招く。あるいは彼らは「市民性」という衣裳をまとえない存在といってもよい。ある妄想人は「先生、あの爆弾事件をどう思われます？　ええ、ああいうことができる犯人は相当に非情な奴らですよ。だって、私を狙っている奴らと同じかもしれませんよ。だから私はいつもビクビクしているんです」といった。これは「被害妄想」に侵された患者であるが、この発言にはごくふつうの感情がこめられている。犯人と彼を迫害する奴らを区別できない理性の欠陥はあるにしても、「だから恐ろしいのです」という口調には、表面だけの附合いで、天気の代りに「あの事件はひどいね」とやりとりする市民的会話以上の感情がこめられている。だから妄想が長く長くつづくと、彼らの感情生活はしだいに激動に激動を重ね、そのために、飽和に達し灰色の感情へと色あせていく。

Ｆ子さんは二十三歳。なかなかの美貌である。毛深いのを劣等感と感じていたが、男の目から見れば、それも彼女の魅力に風味をそえていた気味がないではない。大学を卒業して、彼女はすぐにある会社の秘書室に勤務することとなった。勤めて三、四カ月たったころ、彼女は「冷えていく自分がおそろしい」といって相談にやってきた。その理由を聞くと、なるほどと思われる「精神病理」がある。

「とても私って変なのです。ああ素晴しいなあと思う男性がいつもいるのに、いつも変ってしまうからです……」。〈どうして?〉「ええ、素晴しいと思った彼が私を誘ってくれます。最初はとても嬉しいし、なんともいえない女の幸福を感じるのです。でも、四回か五回つき合うと、『彼』がすごくわずらわしく、嫌になってきます」。〈わがまま?〉「それならいいのですが、ただ生理的な嫌悪感が初めの嬉しさと反比例するように湧いてきます。わずらわしくなるだけならまだいいのでしょう、嫌になるのです。理由はありませんの、いつもそうなってしまう……」。〈追いかけられると嫌になる?〉「ちがいます。そんなふうに自分を思っていません。期待して嬉しかったのに、そしてそれだけ価値ある『彼よ』と同僚にもいわれますけど、やっぱり駄目。

いつもそうなってしまう……」。〈そういう気持を抑えているからではないの？〉「いいえ、抑えたりなんかしません。嫌なときは、イヤといいます。わずらわしいときは、正直にそう伝えます。でも相手にはわかってもらえないのです」。〈妙な気持になるもんだね？〉「そうです。妙というより、そういう風にしだいに自分の心が冷えていくのがこわい。私っておかしいのかしら、と思うことさえあります。もう、頭が狂っているのと違いませんか？」こういって、彼女はそっと涙を拭う。

理解できぬ心情と思う読者も、「きっと高慢な人よ」という読者もおられると思う。そのことも、彼女は知っている。「誰に相談してもダメなのです。ぜいたく、わがまま、理想が高い、恵まれ過ぎている、そんな忠告しか返ってこないのです。そうじゃあない……そんな気持が心の奥で叫んでいます。でも、そういわれると黙るより仕方がありません」。〈だから、余計にこわくなるのね？〉「そうです。むしろ好感を寄せていた人が、寄ってきたのに、すぐ嫌になる、いいえ本当です、本心から嫌になっちゃう、そういう感情をいだく自分は、このまま気違いになって朽ちていくまではないでしょうか」。

特別にF子さんの性格や生活史に変った欠点や痛手があったわけではない。ごく平凡な家庭で、ただすこし父親の社会的地位が信用されるほど高い家庭。兄が一人いるだけ。服装のセンスもいいし、社交がきらいな偏屈女性でもない。「同僚と一対一で話していると結構楽しい。仕事だってやりがいがある、けれど自分と同じ年輩のOLが、職場でお化粧論議・男性論議をするのに、うちとけて入っていかれない自分が嫌なのです」というが、同僚の話を聞くと、そんな態度や表情を見せたこともないという。

彼女の同僚は、Ｆ子さんを親友と思っていたようである。「好みは同じ、趣味もそう」と彼女は語ってくれたが、Ｆ子さんが自意識過剰なタイプとするなら、それに比較して彼女はむしろ自然で平凡な女性に思われる。なにかＦ子さんにリードされる存在のようであったが、それを彼女は「快い」と感じていたおもむきがある。「先生、彼女の具合はとても悪いのですか？」と彼女は問うた。その表情は素直な心配の感情表出であった。「私にはそうは思えない、だっていつも元気に振舞っているＦ子さんが心の病気なんてとうてい思えない……」ともいった。

たしかに〈その通り〉と客観的にいってもよい。しかし、F子さんがそう受け取られるために費した心のエネルギーは相当なものであるのも、また事実なのである。F子さんはいう――「私は嫌だ、というのはそういうこと（彼女の親友のいう態度のこと）なのです。感情を表面に剝き出しにするのはおそろしい。だってそうしたら誰もが傷つくのですもの……」と。この屈折した心を病的ととるか、そうでないととるかはかなり精神科医の主観によるところが大きい。私はそれを病的ととらなかった。なぜなら、私自身のなかにも、そして精神科医の心のなかにも「心の密室」があって、それはたしかにF子さんの述懐に連なる心情的脈絡を持つ、と判断されたからである。「抑圧」と

「禁圧」を指摘したフロイトの提言にまつまでもなく、感情の奔走を抑えていかなくてはならぬのが精神科医の職能でさえある。Ｆ子さんの心のなかにも、同じような感情が働いていた。彼女は「本当は心理学者になりたかった」と、あとで述べているが、自己分析のゆきつく極北をあえて求めようとする心情が、彼女の現実では「障害」となった。

爆破事件をはじめ、この平和の時代にショッキングな事件が起るのはなにも矛盾することではないのかも知れぬ。また、日ごろ、ごくふつうの人が心に何を抱いているか、それがわからぬ時代ともなっている。そういう現象をつきつけられたとき、私たち精神科医が語り得る科学的事実はそう多くはない。しかし、それを避けて済ますことのできぬ現実は私たち精神科医の承知しているところなのである。

F子さんの心の矛盾は、たしかにすべての人びとのものではない。といって、今後すべての人びとの心にとって無縁とはいいかねる性質を帯びているのもまた、たしかなことである。こうして、現代人はしだいに心の自由を失って生きにくい存在と化していく。精神科医の職能が万人のものとなるとは思わないが、なんであれ、私たちが心配している「心の危機」はいま万人の無意識の心理のなかに秘かにしのびつつあるのではあるまいか。

前節では妄想の病理に重点をおいて「心の奥底にあるもの」を説明した。これから、感情の世界における現在的状況を、説明というより、私の心に照らしてごく素朴に語る必要性があるように思われてならない。

「人間感情」の具体的な現われ

人間は感情に関しては弱い〈動物〉である。些細なきっかけで、感情は大きくゆれ動く。あたかも大洋の潮がいつも大きなうねりを繰返してやまないかのように、それは「うつろい」を重ねる。劣等・優等という価値感は感情の世界のものではない。といってそれが倫理・人生観のレベルのものともいいがたい。海は晴れた日にも、暗い天候の日にも潮の満干をつづける。そして大きなうねりと、その上の小さなさざなみを自然にたたえてゆるぎがない。感情というものは、大きなうねり（＝気分）とその上のさざなみ（＝感情）のなかで、無意識に人の心を左右するもの、そういってすこしもおかしくないような「物理的現象」にたとえることだってできる。

子どもを初めて幼稚園に入れた親は、学期はじめの一カ月か二カ月ぐらい、通園をむずかる子どもによく戸惑いするものである。それは、家庭のなかで守られていた存在が外に向かうときの不安を子どもが感じているのに、親がその不安を了解できぬばあいに多い。通園をむずかる子どもの感情と、子供がむずかるために「不安になる」親の感情のあいだには、共通する性質がある。

娘の通園恐怖を味わったある人が、その当時を述懐された文章がある。

「四歳のころでした。いつも幼稚園に行くのを嫌がる娘で、これではいけないと思い、手をかえ品をかえして、なんとか通わせていたころが、今ではほろにがくふりかえられます。たしか一度だけ、せっかく幼稚園までつれてきたのに園庭の植え込みのかげに逃げ、むずかって泣き叫ぶ娘を、ひっぱるように抱きかかえ、私は感情にまかせて娘のほおを強くぶちました。私の手にもかなりの痛みが残るほどのたたき方だったと記憶しています。

そのとき、娘はびっくりして泣き叫ぶのをやめました。私の顔を幼い彼女がみつめたように思ったとたんに、今度は肩を大きくふるわせながら、しくしく泣き出したのでした。私は思わず、娘が急に可哀相になって、また彼女をだきかかえ、ほおずりをしました。噴き出る娘の涙が私のほおを伝い胸にまで流れた、あの感触さえ思い出すことができます。私のほおが引きつっているのがわかりましたが、無理に笑顔を作っていたようにも思い返されます。そういう私を見たのでしょうが、幼い娘はとても緊張して、全身が硬直しているかのようでした。それから彼女は歯をくいしばるようにして泣くのを止めました。そして、『パパ、泣くのを止めても涙が出るの』——私はただただうなずくだけでした。もう、何も私はいえません。私の涙にも似たような気持が込められていたのです。そんなことがあってから、娘は通園をいやがらなくなりました。私と娘の初めての感情交流だったのでしょうか。初めての父親の暴力でした。そしてこらえ切れない私の感情の爆発でしかなかった、と今にして思うのです」。

これが人間の感情が直接に、もう一人の人間の心を打つ理由である。

子どもに訴えかける父親の不安な状況が、子どもの心を支配したとき、共通の理解が生れる。娘はこうして「社会」の定めを父親によって知らされたのだった。涙がただ流れ、こわばった笑いが笑いでなく、そして暴力に及んだ行動のなかに、同じ状況に直面した人間に共通する真情ともいうべきものを読みとることができる。

つぎに、精神医学的にみて、感情の動きが単純にみえながらかなり複雑なばあいについても、考えてみる必要がある。

小柄だがピチピチした軀をもつＯＬのＬ子さんは、外見ではなんの不満もないようであった。二十三歳で、ある会社の庶務課に約五年勤務している。彼女はこのごろやたらに「食べてしまう、胃がいっぱいになって苦しくなるまで食べて食べて食べまくる、そうしないではいられない」症状に悩まされはじめた。はじめ内科へいき、ついで神経科に廻されてきた。空腹になったから食べるのならまだよい。L子さんのばあいには「満腹」してもなお気が済むまで食べざるを得ない「過食症」であった。何か精神的な原因があるのだろう、と思った内科医の判断は正しかった。

脳の病気で「過食症」が現われることもあるので、脳波をはじめ脳のX線撮影など一応の検査をしてみたが、異常はない。その後、毎週一回精神医学的面接を繰り返した。その一カ月余りたったある日のこと、「先生にだけ打ち明けるんですが、本当は恥しくていけないことを、私はしてしまったのです」と前おきして彼女が話してくれたのはつぎのようなことである――。「暑い夏の夕方でした。帰り途に男性に声をかけられたのです。そういうことはいままで度々ありましたが、フンと断っていたものです。そのときはどういうわけか、ついお茶に誘われてしまったのです。暑さで頭が変になっていたからかも知れません。『映画でも見ない？』とつぎに彼がいいました。まるで催眠術にかかったように私はうなずいて、彼のいうなりについて行きました。映画が終ったら九時をまわっていて、ちらっと家のことが頭をかすめたのですが、口うるさい母の顔が浮ぶと、なんとなく帰る気がしません。食事をゆきずりの彼としました。どんなこと話したのか全然覚えていません。きらいではない酒を大分のんだのを覚えています。車で送る、という彼の言葉を信じていっしょに車に乗りました。そしたらモテルの看板のあるところに着けられてしまったのです。……で、とうとうゆきつくところまで行ってしまったんです」。

それから、二回か三回、L子さんは「彼」の招くままの付き合いをしたという。「彼が好きというより、『うずく感情』が忘れられなかったから……」と彼女は述べている。こういう述懐を打ち明けられたとき、精神科医は倫理観を露わにしたり、好奇心を示してはならぬのが治療の原則である。冷静な態度で私は聞き役にまわった。ときどき二人のあいだに沈黙の間が訪れたけれど……。

「そのうち、ぷっつりと『彼』からの誘いの電話がこなくなりました。頭ではほっとしたのですが、からだが火照って、いうことをきかないのです。一週間、二週間、三週間と待ちました。夕方になるとジリジりしてイライラするのです。『彼』にもらった名刺先に思い切って電話を入れたのです。そしたら、そんな人はいない、というではありませんか。ショックでした。だまされたというより、急に寂しさが全身を襲ったからです」。

L子さんの「過食症」はそのときから発生した。そして同時に彼女は気うつな症状、仕事も上の空、そして妙に体が餓えている「身体感情」に襲われるようになる。「先生、私はいけない女なのですね。でも……」、こういって顔を伏せるL子さんの態度には、「性」への渇望《かつぼう》に負けた〈女らしさ〉がたゆとうていた。彼女はこの渇望を禁圧する努力を、そののちずっとつづけたという。ひとたび「性」の愉悦を味わった若い女性にとって、この禁圧はたしかに苦痛となる。L子さんの母親が「何だかあの子、このごろ変です。やたらに食べるので心配ですが、何か様子が変って、陽気になったかと思うと、すぐに不機嫌に私に当り散らすのです。先生、『躁うつ病』ではありませんか」といったのも、母親の直観を伝えていた。しかし、母親自体が〈すこぶるつき〉の賢夫人で、あれもいけない、これもいけない、こういうときにはこう、ああ思ったらあのようにしなさい、というような杓子定規的な潔癖さがあるのをL子さんから識らされたとき、「素直だったあの子が……」という母親の気持とL子さんのいらだちが、専門家の私の心にはよくわかった。つまり、L子さんの感情は、この母親の羽根の下で、保護され抑圧されていたが、年頃になった女の本能がそれに反逆した結果が、「してはいけないこと」になり、そして「してはいけないことをした」良心の苛責に彼女を追いやっていたのである。「性」の愉悦の代わりに「過食」が現われたのは、本能の転換といってよいが、同時に高等な価値規範からの離脱を計ろうとするL子さんの、母親への抵抗の結果でもあった。そのうえに、五年になる勤めの倦怠があったのも否定できない「心」のさだめであろうか。

　L子さんがみだらな女性であったら、プレイボーイの餌食となっていたかも知れない。また、彼女の母親が躾《しつ》けに厳しい人でなかったらL子さんは、もっと「性」の愉悦の深みにはまっていただろう。〈そろそろ適齢期ではないでしょうかね〉と母親に話したことから、事態は徐々に変っていったようである。いく度かの見合いののち、フィアンセに恵まれた彼女は、「過食症」から回復していった。「性」の喜びが「愛」といっしょでありえなかった経験は不幸であったが、彼女はしごく平凡な結婚に踏み切った。〈決して衝動的ではないね、相手の気持、人柄がわかったかい〉という私の問いに、彼女は輝かしい目を向けて、「あら、先生もうちの母と同じことをおっしゃいますの、大丈夫ですわ」と答えたのには、正直いって〈やられた〉という憶いがした。本能にゆさぶられながら、彼女は男性と女性の心の感情が通い合う接点を見つけたように思われたからである。しかし、正直いうとそのあとがどうなるかは、やはり気がかりなことである。

きびしい躾けのなかで年頃になっても性衝動を禁圧している感情のひだと、本来女であるから男を欲する本能の奔出が、大きなギャップとなり、かつそれが長くつづくとき、女性はハイミスとなる危険がある。L子さんは、ハイミス予備軍の一人であったかも知れぬ。「感情の構造」の基盤は、まさにL子さんの事例の示すようなものである。しかし、それほど単純な「構造」であるかというと、そうではない面も多い。つぎにそれを説明しておかなくてはなるまい。

「感情」の構造分析

L子さんとは違う別の女性の相談が持ちこまれた。それはこうである——彼女の家庭と生い立ちの歴史（これを家族歴、生活史と呼んでいる）を述べることから話を始めよう。父親は中学の教師、母親も別の中学で英語を教えている。東京で生まれ、共働きの両親のため、祖母に育てられた。祖母は昔の女子師範卒、折目正しい教養のある方であった。きょうだいは二人。弟は銀行に勤めている。東京に近い郊外に居をかまえ、親子と祖母の五人家族。そこから都心のある会社に通勤しているOLがG子さんである。

幼稚園の送り迎えは祖母。躾《しつ》けが厳しく、小学校に入ってからも素直な模範生といわれていたのには祖母の影響がかなり大きかったと思われる。父親は温厚で地味な、そして正義感の強い人。母親は社交好きで朗らかで大らかなタイプ。家庭の雰囲気はどちらかというと、母親主導型で、対世間的には優れた家庭であった。中学・高校・大学と優秀な成績を通して、彼女はいまの会社に入った。会社のPR誌の編集担当をしている。自分では、「内面の世界に閉じこもるたち、物事を深く考える思慮派で行動が苦手。会議の席上では多く発言するが、同僚たちとの付き合いは下手」な性格だと思うと述べ、「理想家肌なのかしら」とつけ加える余裕もあった。

二十六歳になった。周囲からの縁談の口も多い。彼女は「写真」をみもせずに「イヤナノ」といって断ってしまう。仕事柄、男性に接する機会も多いが、特別好きな人ができるわけでもない。「ただの一度もまだキスはもちろん、握手さえしたことがない」というから徹底している。

彼女の訴えは、初めから知的で、「レスビアンではないか、心配」ということであった。色白でどこかに稚いかげはあるが、目鼻立ちの整ったなかなかの美人である。服装のセンスもよい。せいぜい二十歳ぐらいにしかみえないのも、彼女の全体の印象であった。

「レスビアン」にしては女性らしいな、と直観したが、二、三の月並な話ののち、話題を私は核心に向けた。

「どうしてそう（レスビアンのこと）思われるのです？」

「私って、男性にまったく関心が持てない。美しい同性に魅かれて、ときには激しい情熱に誘われてしまうからです」

「どういうタイプに惹かれるのです？」

「優れた教養と才知を持っている美しいひとで、そんな人なら私のすべてを捧げてもいいと思います……」

「惹かれる――というと愛されたいの？」

「ええ、その通りです」

「男性に愛されたご経験は？」

「さあ、二、三の人からプロポーズされたこともありました。でも、バカバカしくて……」

「なぜでしょうね？」

「同性に愛されたい、と思っていたからです」

もちろん彼女は処女を失っていない。オナニーもしたことがないという。そして曾野綾子さんみたいな女性が好きで、彼女の小説の愛読者でもある。

「学生時代に、あなたの慕う女性がおられたかしら？」

「いいえ、いませんでした。中学生のころにあこがれた方が上級生にいましたが、その人ぐらい……」

「いま、その人と付き合っていらっしゃる?」

「いいえ、結婚してしまったので……」

「それまでは親しかったのですか?」

「そうでした……。でも彼女もふつうの女でしかなかった、今ではキライです」

「なぜかしら?」

「だって、男と女というだけで軽々しく結びついて、動物的であさましいと思うからです」

「裏切られた?」

「いいえ、たとえ女と女でも純化された真実の愛の存在がありうるのに、彼女は……」

「精神的な女同士の結合を望んでいらっしゃるの？」

「そうです。その通りですが……。でもそう考えるのはやはり『背徳者』なのでしょうか」

「彼女とは愛し合っていたのですか？」

「ええ……」（顔を伏せる、ちょっと涙ぐんで）

「彼女との付き合いのなかで、『背徳』を味わったのですか？」（はっと彼女は顔をあげ、けげんそうな表情を示す）

彼女の「表情」のなかに、「ははあ」と納得させてくれるものがあった。性の営為をはじめから、G子さんは同性の熱愛する対象に対してさえも拒否していたな、と考えられたからである。至高の愛が欲しい、という彼女、男がケガラワシイと嫌悪する彼女、そして、深い感情の精神的結合で「愛されたい」希求を持つ彼女。その存在には「レスビアン」のかけらさえもない。性衝動の抑圧が、彼女の悩みの本質ではなかった——そんな風に考えられたのである。

G子さんの心には、愛はあっても「性愛」はない。感情の世界はあっても「情感」を拒否した心しかない。彼女の生い立ちが、彼女の至高を希求する感情のひだを育ててしまったかのようである。

性衝動にほんろうされた感情に悩むのは、本来若者のものである。感情にも、こうした固有の本能と深く結びついた「構造」がある。たとえばL子さんの感情は、高いビルの土台がゆらいだ結果だと考えることができる。G子さんのそれはピロティ式の高層建築の構造が、耐震性を十分備えていないためだとたとえることもできる。男女の区別なく、本能に左右される感情は、長い年月のあいだに築きあげられた「心の建物」の礎石として横たわっている。

ふつう私たちが、「感情」と呼んでいる心の世界とその表現には、多種多様の色合いと型があるが、それらの枝葉を取り除いて分析していくと、「性」という魔性に到達する。

女体耽美の心

いつの世でも変りないのが、男性優位の感情で、たとえば男が女性のからだを賞嘆し、その美にあこがれる。ビーナスの彫刻にしても、ラファエルの「ビーナスの誕生」の絵にも、「女体耽美《たんび》」の感情がある。平安朝以後の仏像も、女体の美しさを露わに強調するかのようにきざみ込まれている。美への憧憬と帰依の対象は「女体」でなくてはならぬという、共通な無意識の心的世界を、人間共通の心理のなかに発見することができる。それは本能を超越し、本能を昇華させた審美のもので、ここに働いているのは情緒という高等な感情である。上部に属する感情の構造といってもよい。

しかし、「女体耽美」の世界には、ねじ曲った感情がある。たしか、つぎに述べるような気の毒な女性の告白を聞いたことを憶い出す。彼女は体育を専攻し、オリンピックで美技を競う「体操」に打ち込んだ女性であった。晴れの舞台に出るいとまもなく、二十歳のとき見合結婚をした。それから約二年、二人の「性生活」は夫の性不能の代償であるかのように、彼女を全裸にして夜ごとに「体操演技」を要求する夫の支配する変則的なものとなったのは、悲劇であったというほかない。もっとも彼女は、それを性の行為とは考えず、初め無邪気にそれに応じていた。だが、そのあとにつづく愛撫はあまりに淡泊というか、冷たいというか、おざなりというか、なにかそういう代物でしかなかったようである。

「夫が病気（精神病）になる三、四カ月前になって、彼の要求があまりに苛酷なのに、私はしだいに恐ろしくなっていました。しごきもよいところ、とてもお恥しくてお話できぬような仕打ちをするのです。いくら『体操』が好きであった私も、とうとうそれについていけませんでした。そしたら、『お前は誰々と姦通している』というではありませんか、誰々とは彼の親しい友人です。そんなはずは絶対にないのです。いくら抗弁しても彼はそれを信じてくれません……」。性不能者の嫉妬妄想というより、彼女の夫の〈ひがみ〉であったかもしれぬ。二十歳そこそこにして、「とてもいえない恥しさ」を訴える娘の言葉を、その両親がどう聞いたかは想像にかたくない。家庭裁判所への離婚訴訟から、夫の精神病、夫の入院へと事態は急転直下に展開し、解決していった。だが、彼女の心が受けた傷は大きかった。「私のからだ、しかも動く外見の肉体だけしか、彼は求めていなかった。それを知らされたことに私は堪え切れない侮辱を感じます」と彼女は涙を流しながら語った。

「女体審美」が「女性耽美」に変わるならまだしも、そうではなくて、感情の鈍化した男性が女体耽美に走るとき、それはしばしば「性的倒錯」となる。サディズムに通じる残酷さといってもよい。

「情動脳」と感情

サディズムに、あるいはマゾヒズムに至るような、本能にもとづいた感情を「情動」と呼ぶ。感情と密接に関連する本能的要求といってよい。ところで、近年の脳生理学の進歩によれば、「情動」の座である脳内の「機能系」が明らかにされているので、それを紹介しておこう。

大脳の中心部で前とうしろに向って、大きく鎌の形をした神経細胞の集団がある。ちょうど大脳皮質の小型版で、発生学的にも古い事実から旧皮質および古皮質と呼ばれている部分がこれにあたる。情動の中枢であるから、「情動脳」とも呼ばれている。電気刺激をネコの「情動脳」に与えると、背を曲げ歯をむき出し、毛を立てて外敵に向うような行動が呈される。人間では、このような「情動脳」の発達は三―四歳頃に完成してしまう。理屈なしに激しい「好き嫌い」の情動がバランスを知って、それなりにコントロールできるころ、この部分は完全に発達しつくしてしまうものである。「三つ子の魂」がここで感情生活のベースとしてでき上ってくるともいえるのであるが、〈イヤだからイヤ〉という理屈なしの感情生活を脳が司るとなると、そのときの中枢部は「情動脳」であることに変りはない。時実利彦教授は、この「情動脳」にうまくブレーキをかけるか否かによって、感情生活の調和がとれた〈人間らしさ〉をもたらすものと述べた。ブレーキをかける役目を担う部分は新皮質の働きで、それは人間で最高度に発達している大脳の上位に位する部分である。脳科学の立場からいえば、「情動」を支配し、適度に抑制や発散する働きは、大脳内にある新皮質と旧皮質（つまり「情動脳」）の拮抗関係できまるということになる。また、ブレーキがきかないと、「情動脳」の衝動がとめどなく流れ、「性衝動」や「食欲」が自在奔放に溢れ出す。あるいは新皮質のブレーキがきき過ぎると、G子さんのような至高・精神的な愛の実存が現実に「存在する」と、架空の現実を、架空として受けとめられぬ固着が生れる。

文明評論家ホイジンガーは、人間をホモ・ルーデンス（遊び人）と規定した。彼は、これなくしては、人間のあらゆる文明は恐らく現代の精緻《せいち》に到らなかったといいたかったのであろう。彼の説の当否はともかくとして、人間が〈遊び〉を強烈に志向する傾向を持っていることはたしかである。なぜなら、彼の所説は人間の「感情の構造」のなかで、本能的欲求に支配されながら、なおかつ文明を育てあげる要因をかぎあてているからである。「情動脳」の働きは本能の支配するところで、人間は本来、快・不快の原則の通りに行動し得る動物であったに違いないし、子どもが遊びに熱中するように、大人が競馬やマージャン、パチンコに興ずるのも、天然自然な人間の本性であろうか。ホイジンガーの指摘には、文化を背景あるいは前景として、人間の「営み」を考えなくてはならないという示唆があるように思われる。

本来、人間が「遊び人」であるかどうかは、「人間学者」の判断に委ねることにしよう。しかし、人間の感情生活のなかに、文明の進歩、社会の規範、倫理的・論理的なものを超えた「情動脳」の操る、ある種の享楽的要素があるのを否定し去ることは、精神医学の常識からいうと、とうていできぬことである。

第四章　心の構造をたずねて

一　LSD25の秘密

心がわかるとはどういうことなのかを、これまで間接的に問うてきた。文学・哲学も人の心にひそむいろいろな問題にアプローチするルートを工夫し、「心」という秘峰にファースト・アセントを試みる努力が、洋の東西を問わず、いまだにつづけられている。ここで、私の専門である精神医学の立場から「心とは何か」という課題に取り組んでみよう。

「LSD」という妙な薬がある。ごく微量で人間の心に幻覚を発生させる薬である。子宮収縮剤の麦角《ばっかく》アルカロイドを開発する過程で、リゼルグ酸アミド誘導体シリーズの第二十五番目に登場したもの、それがLSD25であった。スイスのロッシュ薬品研究所の研究部長アルバート・ホフマンの努力による。ホフマンはこの薬剤を初めて合成した日に、彼が研究室で経験した心の事象を科学者らしく冷静に述べている。「その日、私は研究室で軽い目まいを覚え不安に陥った。早退して帰らなければならぬほどだった。帰宅したとき、酒に酔ったようで、決して不快な気持ではなかった。活発に次から次へと想念や幻覚が浮んでくる。それは生き生きとした幻想的な形象の連続だった。万華鏡のように多彩で、かつ強烈な色に彩られて、私の脳裡をかけめぐり、約二時間ののち自然に消えていった」。ホフマン博士は、幻覚のある間は心は爽快であったとも述べている（一九三二年）。その後スイスをはじめ、世界各国の学者によって、この薬が「幻覚剤」であり、心を変容させる物質であることが確認されていった。

LSD25はたしかに不思議な薬である。ごく微量（一グラムの百万分の一）で、ホフマン博士の報告したような幻覚状態を心に惹き起こすからである。アメリカではヒッピー族が、この薬の魅力にとびついた。「LSDパーティ」が方々で開かれ、一ドルか二ドルを払い、LSDのはいった角砂糖をもらう。薄暗い半地下の部屋、それに五色のカクテル光線、耳を聾《ろう》するばかりのロックのリズム、そんななかで、ヒッピーたちは踊り狂い、陶酔感に身を委ね、見さかいのない喧噪《けんそう》が展開される。それは不気味で異様な世界である。燎原の火のようにこれがアメリカ全土に拡がって、ついには、乱交パーティにも使用されたと聞いた。この流行をどう考えるかについて、「意識状態の変化」という国際会議がカンザスで開かれたが（一九六五年）、私は日本の代表としてその会議に招待された。「ＬＳＤパーティ」を実際に目撃したのは、その折のことであった。若い男女が、宙に目を走らせ、踊り狂い、だき合い、肩を組み合い、そして動物的な叫び声の合唱（？）。「集団ヒステリーだな」、と私は思った。ＬＳＤによる「物質的享楽」が、人の形を借りた狂気の世界を人工的に作り上げたものでしかなかったのを、私は見逃さなかった。

　このように、「心の構造」には、脳によって、また脳に作用する物質によって変化する部分がある。なにもＬＳＤ25の例をあげなくてもよい。昔から、酒によって心の状態が変ることはよく知られた事実である。しかし、微量でしかも「幻覚」を一過性に発生させるこの薬の作用は、心が脳に依存しているのを、よりいっそう確実に物語るものだといってよい。

まだ完全に明らかにされてはいないが、前に述べた〈心のあるもの〉のうちの一部が、脳に依存していることは否定できない。例えば、うつ病のばあいには脳のなかの代謝過程の障害があって、それはセロトニンという物質の欠乏だという「作業仮説」もある。不安や怒り、恐怖や緊張、感情の興奮や虚脱、などの「情動の変化」に応じて、ノルアドレナリンや、副腎皮質ホルモンなどの生体内の代謝過程に変化が激しく起こるという研究も数多い。

女性のなかには、月経時に心の状態が激しく変わる人もいる。ゆううつになったり、怒りっぽくなったり、極端な例では別に経済的に困っているわけでないのに、万引をしたい衝動にかられ、そして実行するばあいさえある。性ホルモンの変化が、脳を介して心にあたえる影響の、ごく身近な例といってもよいであろう。

これらの現象や仮説があるとしても、それらについて、残念ながら、〈心のあるもの〉が脳のなかのどのような過程の異常に相当するかを、現在の精神医学は明らかにしきっていない。それにもかかわらず、ＬＳＤ[25]という薬物は、〈心のあるもの〉のうちの一部に物質的背景があることを無視できない科学的真実を示している。

二　「精神分析」による説明

はじめて「心の構造」に科学的なメスに入れたのはフロイトであった。彼は多くの、いわゆる「ノイローゼ」患者の治療に専念した。歪曲された心の現象の奥に〈心のあるもの〉の存在に気づくのに、彼はそう長い期間を必要としなかった。「なぜ人は歪曲された心を持つのか？」という疑問に答えるのに、いくら脳のなかの変化を探っても無駄で、直接、心のなかにしかその原因を見いだし得ないだろうというのが、フロイトの「勘」であったと思われる。

若き日のフロイトが、神経学の開拓者であるシャルコー教授のもとで、「脳」の構造と働きの研究に情熱を傾けていたことは、案外に知られていないことである。そのころ、彼はパリの上流社会に属する貴婦人のあいだに奇妙な病気の流行しているのを経験した。その症状はこうである――。「上流階級の貴婦人に多い。頸から後頭部にかけての頭痛、乳房の辺りの激しい痛み、腰部を時々襲う痛みから、手足の感覚過敏や麻痺、視力低下までのいろいろな神経系統の病状を備えているが、脳神経そのものには異常がない。ときによると、見えない（失明）、立てない（失立）、歩けない（失歩）、などの激烈な症状から、『パーティ』でカクテルグラスに蚊でもはいっているのをみると、『あーあー』と悲鳴をあげて失神する症状までみられた」と、フロイトはこれらの症状を記している。

余談になるが、「パーティ」で悲鳴をあげて倒れるのが、当時の貴婦人のステイタス・シンボルだったようで、一人が倒れるとまたつぎの一人が、というぐあいで、「貴婦人病」ともいうべき奇病だが、十九世紀末の上流社会の病的様相を伝えているようで興味深い。

ところで、この奇病について、フロイトの先生のシャルコー教授はつぎのような見解を表明した――。「これらの症状は、すべて脳神経系の病気である特徴を有している。それにもかかわらず、われわれの診察法で、その原因を見いだすことができぬのが残念である。それらは、われわれの診察法に挑戦しかけてきた一群の病気であるというのが私の見解である」「これが男性よりも女性にかくも多いのはなぜか。それも未知の病因を追求するいとぐちになる疑点であることを表明する科学的見解は、私の臨床経験において歴然としている」と。

フロイトが、シャルコーの門下生となり、そして「奇病患者」の治療に当るようになったのは、単なる偶然であったとしても、科学の進歩が、一人の天才によってなされるとき、ある歴史的事象が大きく働いているのをここにみることができる。フロイトの精神分析の端緒となったのが、「奇病患者」だったからである。

フロイトの同僚ベルネームは、メスメリズムからヒントを得て、催眠暗示による「奇病患者」の治療に成功しつつあった。そしてある日、フロイトはベルネームとともに、「奇病患者」を催眠状態に陥れたときに、「心の構造」に関する、それこそ妙なるヒントが彼の頭にひらめいたのだった。

優雅でつつましい「失歩」症の、ある貴婦人。彼女はベルネームの催眠によって変貌した。身をくねらせ、頸《くび》をのけぞらせ、露わな白い太股を大きく拡げ、泣き笑いの陶酔境にあるかのような叫び声をあげ、身を細かにふるわせる。ついで嗚咽が……。それは体の烈しいもだえ、激しい感情のうねりのようであり、波頭の白く大きく砕ける轟々《ごうごう》たる潮騒《しおさい》にたとえることさえできた。ついで、しばらくののち、彼女は完全な脱力状態となり、激動は砂浜に打ちよせた波のように引いていく。砂浜をなめ、泡沫を残して引く波の響きのように、彼女の独白が静かに低く、しかし速く語られる――。「ああ、あの愉悦、味わったことのないからだの悦び、言い知れぬあの気持。もう二度と味わえない、いいえ、二度も三度も味わいたいの。夜ごとにその波が襲ってきたら……。私のからだがそれを欲しがっている、この世ではない歓びの世界。『彼』です。それを初めて与えてくれたのは、コンシェールジュ、コンシェールジュのY。ふとした機会に私は彼に抱かれた、それがなんであるか私は知らなかった。こんな悦びが彼によって与えられようとは！　コンシェールジュじゃない、あれが男なのね、男を求めている私の心。けれど私は禁を犯したの……。夫にはないもの、それを求めたい、もっと強く。もっと度々。夫が彼を馘《くび》にしたの、禁じられた掟を彼が破ったから。もう彼とは逢えない。夫は私を責めようともしない、でも夫はなにも男らしい悦びを与えてくれない……何も、何も。そして私はからだの悦びを求めつづけて、何かがからだの奥で叫んでいる……」。

催眠状態から覚醒したとき、彼女の「失歩」症状は治っていた。そして、あられもない女の姿とうって変わって、貴婦人らしい優雅さがふたたび彼女の表面の姿となった。

「奇病」にたいする「奇妙」な治療法である。フロイトはベルネームにこう質問する。

「いつもこうなってなおるのかね」

「内容は違うが、大体がそうだ」

「ほう、メスメルがやっている『磁気桶治療』とよく似ているな」

「いや違う、メスメルのは、磁気が人間の体から出ていて、磁気によって患者が治るという誤った考えなのだから……」

「すると君は、この治療をどう考える？」

「催眠さ、暗示という強力な武器を使って、患者の心を開かせる。『優雅な貴婦人』の心にも、タブーであるはずの性の欲求がつよいことだってある」

「ところで、彼女は確かに治った。それでずっといいのかね？」

「それが困る、一週間か十日くらいしか持たない。また症状再現さ、往診に駆けつけなくてはならぬ。患者が増えれば増えるほど、おれは忙しくなる……」

「なるほど（考える様子）。ところで、君のいう催眠の原理はなにかね？」

「暗示だよ、暗示によって心の奥底をひらかせる、本性暴露を狙う。それが脳に何かの影響を与えてくれるに違いない」

「そうかね、しかし決定的ではないね」

「なぜだ？」

「もし脳に影響を与えるなら、一週間やそこいらで症状が再発するはずはない」

「君はどう考える？」

「いや、それを考えるのが、『奇病患者』の正体を明らかにするいとぐちになる。ひょっとすると……」

「ひょっとすると、どうなんだ……」

「いや、……」

曖昧な返事というより、いつものフロイトらしい、何か着想がひらめいたときの表情であった（以上は、文献に残っている事実上の会話ではない。およそそうであったに違いないと推定できる要点を、二人の対話に仕立てあげたものである）。

三　フロイトの「心の構造」

フロイトの母は、今でいう教育ママであったらしい。一方、彼の父はユダヤ人であり、商売人であった。商売のつねで景気・不景気の波にもまれる「毛織」を扱う彼の家庭は、故郷を持たぬ民族的劣等感とともに、商売の成否に直接生活のかかっている流転を経験しなくてはならなかった。母が「頭のいい」長男のシグ（シグモンド・フロイト）に、安定した生活と権勢ある地位を望んだのは家庭の事情によるところが大きいと思われる。彼が医者になったのは、当時「医者」には権勢と金力が保証されていたからかも知れないし、また、若きフロイトが高名なシャルコーの門をたたいたのも、そこにいけばなんとかのしあがれるという名誉心と、母親との感情的結びつきのなかで、人間の心を知る好奇心が育っていったからかも知れない。なぜなら、医学生のころに彼は「人間に関するものを除いた、ほかの何ものにも関心を持てない」と述べているし、シャルコーの門下生になったおりに、ひどい劣等感と、自らの心の奥底に潜む権勢欲の、よってきたる理由を自覚していたからである。「ひょっとすると……」と口を滑らしたそのとき、彼は、自分の生い立ちから現在に至るまでの生活史と、現に抱いている彼自身の「劣等感」の根源とが分ちがたく結びついているのを知って、人間に普遍化できる心の法則に思い至ったのではあるまいか。そして、科学者という仮面の奥に、「人間への強烈な関心」をもっていた彼自身の興味が、「ひょっとすれば、ひょっとするかも知れぬ」ある考えの萌芽をはらんでいたのである。

こうして、彼の考えは沈潜に沈潜をつづけた。『夢判断』『日常生活の精神病理』が、公刊され日の目をみたのは、それから間もなくのことであった。ここで彼は大胆な「仮説」を提示した。それは、人間の心の奥には、「無意識」という世界があって、そのありようが意識的な精神生活を左右する、という考えである。意識と無意識の二重構造の上になり立つ「心の構造」の概念が生れたのには、だからフロイトの内面における野心と、野心を抱くがゆえの劣等感、それにもとづく逡巡《しゅんじゅん》が同居していたといわなくてはなるまい。そして同僚ベルネームと、「奇病患者」の治療に熱心に取り組んできた臨床経験から、彼は「無意識」の世界に大きいエネルギーをふるうもの、それが「性的なもの」にほかならない、という自信を深めていったのである。彼がこのエネルギーを、人間の心を動かす要因とし、「リビドー」学説をうち立てたのは余りにも有名である。そして、「心の構造」に意識と無意識の二重構造を措定した彼の考えは、晩年の著作、それもマルクスの『資本論』と同じく、一世を風靡《ふうび》する思潮となった『精神分析入門』に結晶した。だが、リビドー的エネルギーに精神生活の動因を見通した彼の冴えた目にも、前世紀末の唯物論的偏重がかなり色濃い影を投げかけていたのを読みとることができる。

経緯はこのとおりだが、若き日のフロイトが、「ひょっとすると……」と口を滑らせた「心の構造」を、ここで彼の言う通りに説明しておかなくてはなるまい。それが、「精神分析」学説の説明に列なることはいうまでもない。

「無意識」の世界が「意識」の世界を規定し、方向づける力動を、フロイトはイド（id）と自我（ego）および超自我（superego）のからまり合いに求めた。さきに述べた貴婦人の例に即していうなら、催眠下に呈された性的欲求の言葉と姿態は、イド（＝本能）の現われである。そして、優雅さを至上命令とするタブーを持ちつづける心理は超自我のものということになる。さらに、「失歩」症状にさいなまれる彼女自身（＝自我）は、この両方から圧迫を受け、現実生活のなかでの危殆に瀕した存在であり、それは「防衛本能」の破綻にもとづく。「自我」はつねに、超自我とイドの突き上げによって、危殆《きたい》にさらされる。それが破綻しないための心的力動が「防衛機制」であって、それは人間の心にかならず備っているはずの過去から現在にいたる因果的なもの、とフロイトは考える。

深くかくされた心の世界が「無意識」であり、無意識に駆動されるのが意識的な精神生活である。こうした二重構造を結びつけるのを「防衛機制」という「心」の実体であると概念化することによってフロイトは人間の「心の構造」をダイナミックに把えることに成功したのである。それは、「ひょっとすると……」というひらめきをはるかに超えて、現代的・科学的な心の実体をつきとめ、その法則性を定め、言動の端々から心の動きを識ることのできる「心の構造」学説となった。こうして精神分析学説は、一世を風靡するとともに、病的な心の世界のみならず、普遍的に人びとの心を識ることができる、という時代思潮にまで開花していったのである。だが、そこまでに到るには、フロイトの心に潜むユダヤ人的劣等感と優越感、それに母に依存し、母から期待される自負心、それらが野心となって外の世界に挑戦する「防衛機制」、それらと、「奇病患者」の治療にあたる医学者としての彼の臨床経験の、それこそ血みどろな心の戦いがあったことを忘れてはならないであろう。それに、前世紀末における科学的唯物論的思潮と、「性」をタブーとする時代倫理が大きな影響を及ぼしたことも無視できまい。フロイトはたしかに天才であった。しかし、一人の天才を造りあげるには、天才自身の「心の構造」と、それをとりまく時代状況さえも歴史的に、個人の「心の構造」に働きかけることが必然でなければならなかった。この意味では、フロイトは自己を分析の対象に提供した、といってよいかもしれない。そして、それだからこそ、脳に「心」のすべてを求めようとする学説以上に、彼の「精神分析」学説には説得力がある。心とは結局、心でしかわからぬという人間的直観を構造化したのが、「精神分析」にほかならないからである。

こうして、〈心のあるもの〉のヴェールが、すべてではないにせよ、一枚か二枚ははがされていった。

四　「ひがみ」の精神分析

心ある人なら誰でも偏見を持っている。日本では人種が同じせいか、偏見は異なる人種をかかえたアメリカ合衆国ほど露骨に表面には現われてこない。むしろ、表面に現われないだけに、はなはだ陰湿な形をとるもので、時とばあいによっては偏見を抱く主体が偏見の犠牲となってしまうことだってある。こういうばあいに現われる心の病理現象が「ひがみ」である。そして「ひがみ」がごく些細なきっかけから妄想にまで発展するのも、日本における日常生活の精神病理となっている。この種の精神病理を小説の世界に見事に定着させたのは、夏目漱石で、その小説の題は『行人』である。この小説の技法として、舞台廻しの主人公「二郎」を彼は使っている。しかし、同時に二郎はそうせざるを得ないような立場に立たされる。彼の兄よめと、二郎のあいだがあやしいという兄の「妄想」の犠牲に供されるのが二郎だからである。

文中からその節を拾い出すなら、それはつぎのような文章である――。

「『夫《それ》では打ち明けるが、実は直《なお》（兄よめのこと）の節操を御前《おまえ》に試して貰いたいのだ』

自分は『節操を試す』という言葉を聞いた時、本当に驚いた。（中略）只あっけに取られて、呆然としていた。（中略）

『姉さんの節操を試すなんて、――其《そ》んな事は廃《よ》した方が好《い》いでしょう』

『何故』

『何故って、余《あん》まり馬鹿らしいじゃありませんか』

『何が馬鹿らしい』

『馬鹿らしいかも知れないが、必要がないじゃありませんか』

『必要があるから頼むんだ』（中略）

『試すって、何《ど》うすれば試されるんです』

『御前と直が二人で和歌山へ行って一晩泊って呉《く》れれば好いんだ』」

これを二郎は「下らない」といいながら、結局は直といっしょに和歌山に行かされることになる。

その後のいきさつは、兄よめの直は、二郎が夫からの「使者」であるのを知って、夫の仕打ちをうらめしく思いながら、直は運命を畏《おそ》れない自然の女性として振舞う。二郎はそこから逃げる。二郎は兄を恐れていたのかもしれない。

精神科医である千谷七郎博士は、その著書『夏目漱石とその病跡』のなかで、『行人』を恰好の材料にして、漱石が「うつ病」であった論旨を展開している。たしかにうがち得た評論であろう。

東京に何事もなく帰って来た二人は、しかし兄の疑いの対象となる。自然に、兄のところから二郎の足は遠のく。だが、それは兄にどんな「ひがみ」を与えたかはおおよそ察しがつく。漱石は、直の口を通して間接にそれを表現している——。

「『何《ど》うせ妾《あたし》が斯《こ》んな馬鹿に生れたんだから仕方がないわ。いくら何《ど》うしたって為《な》るように為るより外に道はないんだから。そう思って諦らめていれば夫迄《それ》よ』」と直は、珍しく訪ねて来た二郎を前にしてこういう。二郎はそこに「彼女は初めから運命なら畏《おそ》れないという宗教心を、自分一人で持って生れた女らしかった。其代り他《ひと》の運命も畏《おそ》れないという性質《たち》にも見えた」という感慨を抱くのであった。「『男は厭《いや》になりさえすれば二郎さん見《み》たいに何処《どこ》へでも飛《と》んで行けるけれども、女は左右《そう》は行きませんから。妾《あたし》なんか丁度《ちょうど》親の手で植付けられた鉢植のようなもので一遍《いっぺん》植られたが最後、誰か来て動かして呉《く》れない以上、とても動けやしません。凝《じっ》としている丈《だけ》です。立枯になる迄凝《じっ》としているより外《ほか》に仕方がないんですもの』

自分は気の毒そうに見《み》える此訴《このうった》えの裏面に、測るべからざる女性《にょしょう》の強さを電気のように感じた。そうして此《この》強さが兄に対して何《ど》う働くかに思《おも》い及んだ時、思わずひやりとした。」

『行人』におけるこの部分は、私たち精神科医に、女性というより人間の「心の構造」の何であるかを教えてくれている点で光っている。『行人』のなかで終始一貫、観察者としての位置に立っている彼は、兄の一郎の妻お直、さらに自分の父や母、そして当の一郎の考えまでも聞かされる立場にある。また、この小説のなかに登場するHさんという、一郎の関心を惹いたノイローゼらしい女の意見も聴こうとする。観察者であると同時に、こうして、主人公の妄想の意味を尋ねようとする立場に否応なく二郎は立たされてしまうのである。それは、精神科医のそれに似ている。そして、『行人』の意味するところは女性《にょしょう》にたいする男性の不信、いいかえれば個性化した人間が、他の人間を信ずるということが、いかにむずかしいかという問題を提起してしめくくられる。一貫して「二郎」が一人称で語っていくこの小説を読み終ったとき、私たちは、心の深いところにある双極「構造」を重く感じるに違いない。それは巻末の二郎の感慨に通じるものである――。

「兄さんが此眠《このねむり》から永久に覚《さ》めなかったら嘸《さぞ》幸福だろうという気が何《ど》処《こ》かでします。同時にもし此眠《このねむり》から永久覚めなかったら嘸《さぞ》悲しいだろうという気も何処《どこ》かでします。」

五 「集団無意識」というもの

日本人は、顔つきも姿もそうきわだった違いはないし、また、日本人の「ルーツ」を問う人類学的研究も盛んとはならない。共通の単一民族ということなのであろうか。といって、まったく差がないというのでもない。それぞれ昔からの名残りをとどめるお国ぶり、というものがある。「県民性」がそれである。オーバア・シンプリファイする危険をあえて承知のうえでいうなら、昔からいわれているように、「長野県人は教育熱心、生真面目で几帳面、執着的」「新潟県人は勤勉な働き者、人情に弱いが努力家肌」「京都人は表面滑らかだが、心は閉鎖的、絶対によそ者を容れようとしない」「大阪人は贅六、金で人の価値をはかるが、一方金に根づく信用を大切にする」「江戸っ子はおっちょこちょい、職人肌で気はいいが安うけあいで、偏屈なところもある」「東北人はすべて鈍重。器用さも要領も心得ないが誠実で重厚そのもの」「九州人は大らかで寛容。だが冒険心にとみ好奇心が強く、しばしば思わぬ大事を無造作に成就する」「静岡人は温和で我慢づよい、野心もないが、といって貧窮に甘んじるほどの根性はない」などなどの「県人性格」が、あるかどうかは定かでないが、巷間そのように言われている事実はたしかにある。これらの当否は、科学のはるか彼岸にあるものであるから、あえて問わぬことにしよう。

しかし、東京という大都会では、「県人会」が組織され、同県出生の者たちが横の連帯で結ばれている事実が今でもある。また、一度か二度、なにかの折に人と接するとき、「ところでおくには？」と聞かれる機会も決して少なくはない。さらに筆をすべらせると、「甲子園の高校野球」が全国津々浦々はもちろん、東京のなかにいる「おくにのひと」にも関心が持たれるのには、若者が「勝負」に生命をかける真剣さに感激すると同時に、ふるさとの県代表を優勝させたいという感情が、かなり色濃く働いている。「県人性格」という無意識の領分が心のなかにある証拠といってもよい。

精神科医は、患者の生い立ちを詳しく聞くことにしている。別に「県人性格」を意識してのことではないが、同じうつ病にしても、長野で生れ育った人と、静岡で生れ成育した人とをくらべると、後者のほうが治りぎわがすっきりしているように思われるばあいもある。

うつ病になったT子さんは、療養命令を聞くとほっとした表情をした。しかし、その彼女がつぎの診察に現われたとき、表情は暗かった。父や母から「薬や医者に頼らず、自力でがんばれ、誰でも若いころは悩みのあるはず」と励まされたのが、苦痛だったと彼女は訴えた。そういえば、彼女の両親はともに長野県の出身、高校の教師をしている。

U子さんは、卒業間近にして精神分裂病に侵されるところとなった。専門の卒論を放りなげて彼女は印相術に凝り始めた。それだけならまだよい。日ごろ、両親にたいして素直で、相談役の役割を努めていた彼女が、逆に攻撃し批判し、悪罵をあびせる側に変わった。山間《やまあい》の長野県の代々の素封家に養子縁組をした彼女の両親には、そのプロテストが、いちいち養父母に気兼ねしながら、抑えに抑えてきた自分たちのやり方の欠点を突いて、正鵠《せいこく》を射ていると思われたらしい。こうした家庭環境のなかで、U子さんの病気は、二、三年の遅れののち、ついに医者のもとに行かせなくては、と思わせるまでに進行してしまった。そして、彼女の両親は、義理の祖父母の圧政の前に抵抗できない長野県人らしい独得の個性の持主であった。その個性は、〈かたくな〉というより、娘が口にした批判は自分たちが言いたいことだったと強く共鳴したと思われる「心の構造」をもつものであるにもかかわらず、長いあいだの無意識の家族内葛藤《かっとう》の結果、このようにつくられたものだと考えられる。

こういう症例は、そう多いものではない。しかし、少なくとも東京では、第二世代・第三世代の発病者の両親・祖父母の生い立ちを探っていくと、そこに必然といってもよいほど、閉鎖的な地方性の倫理にしばられた「家族」にぶつかるものである。それは、リージョナリズム（＝地方文化性）というより、固定して、長年のあいだ持ちつづけ伝えられた、ある倫理規範でしかなく、といって、それが「規範」でないといいったら、その倫理が逆によりつよい「超自我」になりそうなものだけに、深い「家族内葛藤」の病根をそこに指摘することができる。

こうした倫理や規範が、陰に陽に家族内成員の心に与える影響は、思ったより大きいものである。また、それが色濃く「県人性格」によって染めあげられていることをも指摘しておいてよいかもしれぬ。これを「集団無意識」として、フロイトの無意識では説明し切れない「心の構造」として、明らかにしたのは、スイスの精神医学者、C・G・ユングであった。

六　超自我と「集団無意識」

芥川龍之介のアフォリズムのひとつに、「銀座の鋪道を歩いている君のすぐそばに、姿のみえぬ火星人がいるかも知れない」――というのがあるが、「銀座の鋪道」に象徴されるのが、東京という都会であろう。東京に住んでいるから東京人であるか、というと必ずしもそうではなくて、芥川ではないが、東京という都会に集まってくる人びとのそばには、なにかが姿なくまといついている。

前述した症例のＩ君は、地方の高校から東京の大学に入学したのだった。入学ののちしばらくして、彼は「自分の体から臭いが出ている、だから、人は自分をみると、咳《せき》ばらいをしたり、鼻を手でこすったりする。自分を避けて嫌っているよう――」という強迫観念のとりことなる。下宿で自炊の一人生活。Ｉ君のそばには、臭いなき臭いのするなにかがとりついていた。ちょうど昭和三十五年ごろをピークとして前後二、三年、この種の悩みを抱える若者が多くなっていた。私たちは、これを「幻嗅症」と名づけていたが、今から考えると、生粋の「東京人」すら、自分のそばに「火星人」がついているかもしれぬというメガロポリスのなかで、一人でいる孤独な人を侵す病根の現われであったかのように思われる。「幻嗅症」の患者は地方から都会に出て来た人に多く見られ、その幻嗅は精液の匂い、オナラの臭いなど、土着性、身体性の強いものであった。そして、彼らの心に共通するのは、一刻も早く「東京人」になじみたい、という「過剰適応反応」でもあった。そこには「東京人」にたいする無意識の警戒心と嫌悪が根づいていた。しかし、現在そういう患者は少なくなりつつある。その理由はよくわからないが、地方都市が経済成長下に、東京の「銀座」なみに発展し、そこで育った若者が「東京」に集まってくる社会の構造変化と無縁ではない、と考えられる。また、テレビが流す映像と平均的標準語が自然に地方人に学習された結果であるかもしれぬ。いわば「東京化」(トーキョリゼーション)が日本全土を覆ったかのようで、かつて「幻嗅症」に悩まされた若者も三十代の半ばとなり、東京で結婚し、その戸籍を「東京」に移しかえ、東京人に生れ（？）変わって定着した人びとが多い。

「カルテ」に本籍という欄がある。ここに東京と書いてあるから東京生れか、というと必ずしもそうでなくて、「いいえ、それは結婚して本籍を移したからです。本当は何々県の生れで……」という四十歳代に属する患者が多い。「患者」にならなくても、こういう人びとは多いことだろう。夫婦を主な単位とする戦後民法は、無意識のうちに、形だけの「東京人」を育て上げてきたし、また育てあげつつある。

こうして、県人性格が同時に失われたかというと、必ずしもそうではない。東京人の本籍を持ちながら、「東京人」にたいする無意識の抵抗を持つ人びとが、いま東京という都会にかつてないほど多くなっただけで、東京都は多くの人口をかかえ、メガロポリタンを続々と生産しつつある。が、人びとの混み合う物理的状況には、「心」を扼殺しかねない現代幻想がおのずから生じて、あたかもそれが集団化したかのようになっている。

東京という「超自我」と、県人性格である「集団無意識」とが対立・抗争している都会が、いまの「東京」であり、それが現代人の「心の構造」の集約化された実態を伝える象徴であると考えてもよい理由である。

かつて、フロイトは意識と無意識の二重構造によって、「心の構造」を把えようとしたが、現在ではそれも古めかしい理論となってしまった。その理由はすでに述べた通りであるが、彼のいう「意識」の世界に「無意識」の心が割り込み、しかも「無意識」の世界を、「意識」する操作主体が操れるようになった「現実」は、もはやフロイトの理論をもってしても、心に定着できるものではなくなっている。

W君の言葉――。「ぼくは銀河系の人間です。火星人や、銀河系のいろいろの星から、ぼくのいくところいつも星人がとりついていています。そしてしゃべれっていうんです。『火星語、ギリシャ語、エスペラント語、ラテン語をいえ』といいます。仕方がないから口うつしにそれをしゃべります。私の意識は『言葉』によってどうにでもかえられる銀河系の意識になってしまいました。そしたら、皆が変な顔をしてぼくを見ている、かげで『あいつは宇宙人だ、宇宙人だ』と噂《うわさ》しているようなのです。抗議しても駄目です。宇宙のなかで銀河系の意識が『独立宣言』をして、それがNHKの電波に乗って世界中に広まってしまったからです……。私は銀河系の独立宣言に利用された媒体に過ぎないのに――」と。

彼はこうもいった――。「銀河系の意識こそ、ぼくらの良心でしょう。それを無視して、皆がぼくの足を引っぱり、けおとそうとしているのです。でも、ぼくだけではないでしょう、いま、皆がせいいっぱいの競争をして、それでも足りないから『足のひっぱり合い』になったのですね。銀河系の意識を彼らは忘れて、地球のなかだけでしか生きていないからです」と。

W君は東京生れの東京育ち。T大の物理学科の大学院生である。秀才の誉れが高い。その彼が銀河系対宇宙の対立という妄想におそわれたとき、彼の無意識が意識のしきみをこえて、「足をひっぱり合う」現実に銀河系意識の喪失を見つけたのである。たしかに狂っているだろう。しかし、フロイトの「超自我」は、そして県民性格である「集団無意識」は、W君の病的自我のなかに、「銀河系意識＝良心」として止揚（？）されていった。その経緯を知ることは容易ではない。まして「わかる」ことができるであろうか。

「意識」と「無意識」の二重構造と、そのあいだに働く「超自我」と「イド」（あるいは「エス」）の力動だけでは説明し切れぬ心が生れても不思議はない。

X君は、コンピュータに人間知の粋《すい》を入れるソフトウェアーを考えるプロジェクト・ティームの一員である。彼は、「先生のおっしゃることはよくわかりますよ。でも、それは当り前のことで、それを意識する、しないの問題でぼくたちは生きているのではありません。それを当り前のこととして、自分の心に受け入れているからこそ生きていられるのです。『悩みを意識するからいっそうこだわる、あるいは悩みを意識しないから余計な悩みが生ずる』という考えには、ぼくの不安を解消させてくれる力はありません。こうなったら、ただ生きていくだけでしかないのでしょうか」と率直に語ってくれた。

自我の多極化がもはや始まっている。それは、社会の倫理規範や連帯感情を基盤とする「集団無意識」に埋没して生きる「自我」の危機を伝える予言かもしれぬ。きわめて逆説的にいえば、現代人は、「意識」と「無意識」の世界を知って、その両方にたいして、状況に応じて「自我」を、それこそ力動的に操れる存在を獲得した。そして、X君のいうように、その状況のなかでただ生きていく、だけの存在なのかもしれない。

心の構造は、こうして現代では途方もない無指向性そのものとなり、枠組みのないアメーバ的存在と化してしまっている。C・G・ユングはこのような状況のなかで、「意味から無意味へ、美から醜へのメフィストフェレス的転換、ほとんど苦痛とまごうばかりの、意味と無意味との類似は、精神史上類例のないほどの規模における創造的行為を表現するものである……」と述べ、「心の構造」の可塑性を指摘している。歴史的に回顧すれば、それはなにも目新しいことではなく、つねに「創造」にいたる潜伏期の時代思潮として、そして「集合的心理現象」として、目的論的に意味が明らかなものであると、ユングは考えたようである。「心の構造」は、こうして脳の構造と機能という観点から、予言者の領域にまで拡がる広いヴィスタのなかで、現在なおその正体のすべてを明らかにしないまま、片鱗をいくつかのレベルで示しつつ、人間という主体が、人間の「心の構造」を知ることの意味を、ひるがえってまた、人間に問い返しているかのようである。

第五章 「現代人」の心の構造

一　危機的現代

前章の末尾に紹介したC・G・ユングの所説はたしかにその通り、といってよい。しかし、彼のいう「集団無意識」の力動が「創造にいたる潜伏期」となるかどうかはきわめて疑問である。

その根拠として、数々のケースをもとにして、心の危機の諸相をこれまで述べてきた。それらを例外的現象と考える人びとが多いかもしれない。たしかに、経済成長政策により、そして技術革新のもたらした産業化によって、私たちの物質的生活は豊かになった。が、それに反比例するかのように、心の危機に陥る人びとが増え、かつ増えつづけている事実を、精神科医として強く指摘しておきたい。企業マンにおける「うつ病」の増加は、その端的な現われであろう(拙著『精神衛生管理』、中公新書)。「例外」はもはや例外ではなく、普遍化しつつある。能力の限界を超えてまで、懸命に仕事をする人びとがノイローゼ寸前の危機的状況にさらされているのではないか。

一九七九年のいま、日本人の八割から九割が中流意識を持っているといわれる。一定の「生活の豊かさ」がこの意識を支えているのは確実だが、だからといって喜んでばかりはいられない事情がある。理由は、大勢の中流が生れると、そこからドロップ・アウトしてはいけないという心理的強制が個人個人に強く働くからである。この努力は、だからメインテナンス（維持）のためのものであって、クリエイション（創造）に属するものではない。つまり、よりよき生活を、という進歩への源泉とはならぬものである。進歩は幻想に過ぎず、「進歩幻想」は今や不安を招く以外の何物でもなくなりつつある。

そして、知的ノウハウを操り、技術の粋《すい》を否が応でもこらしつつ、新製品を売りまくる競争は、それなくしては生き延びることができない現実と化する。もはや、産業立国という言葉は古いものとなってしまった。工業化社会構造も、ごく当り前のこととして定着した。それらの指向するところは、創造というより「創案」に過ぎない。現代の集団無意識は、創造にいたる潜伏期を意味するものではなくなった。むしろ、露わな「集団意識」として、創案を産む知的努力（それが単にメインテナンスのものでしかないのにかかわらず）をほとんどの人に強いてやまない。

最近、私は財界の若手指導者の一人と話す機会を持った。彼は述懐とも不安ともつかぬ口調で次のように語ってくれた――「今のままで、いつまで企業が生き残れるかを考えると不安の源はつきない。深く考えると眠られぬ夜が次第に多くなる。しかし、それを社員に示してはならぬ立場に私はいる。開発途上国に対する技術援助も、間もなく限界に行きつくことだろう。現に、『ブーメラン効果』がすでに現われている。技術援助として手をかして儲けた額を上廻るぐらいの、反跳現象が起きつつある。投げた球が打者によってホームランされるような企業構造の変化（ブーメラン効果）がすでに目に見えてきた」――

と。

このことばが正鵠《せいこく》を射ているかどうか、それは専門外の私にはわからぬことである。が、資源が乏しく、人口が多く、そして国際社会での附き合いの下手な為政者が多い、そういう現代日本の社会構造を考えるとき、ちょうど、大脳新皮質の統合中枢の機能麻痺が、末端の身体機能を麻痺させる精神医学の常識と類比され、経済問題にはしろうとの私にもおぼろげながらわかってくる。

現代の集団無意識は、メインテナンスに尽きる。また、フロイト流にいいなおすなら、メインテナンスの努力は、努力に見合うだけの報酬の乏しい不満を生み、その抑圧となる。

こう考えてくると、私の専門からも、危機的現代の様相が、おのずから明らかとなってくるのである。

二　現代人の不安

現代人は表面楽しく賑やかにふるまっている。また、平均的な人生観で楽観をきめこめば、それなりに生活の満足の得られる状況がある。が、ここで注意しなくてならぬのは、「平均的」に振舞えるほど、日本人は楽観的な人種ではないことである。向上心が強く、生真面目で勤勉である。競争に負けるのは絶対にイヤだ、などの民族特性がなお根強く尾をひいているからである。

中・高年齢層にこの心情はとくに露わである。若者はそれを隠すか、それに反撥するか、あるいは無視するか、それらのいずれかを取る。が、若者たちでさえ、この民族特性を無視できるものはそう多くはないだろう。その証拠には、就職戦争に群がる大学生諸君の見事（？）な変ぼうを指摘しておけばよい。

ユングのいう「集団無意識」は、日本では、いま述べた特性として、時代の変化、国際場裡の変ぼうにもかかわらず、民族的特性として相変らず連綿とつづいているのである。

小此木啓吾氏による「モラトリアム人間」の指摘の、さらに奥にある心情を私は「メインテナンス努力」の放棄か、あるいはそれに生き甲斐を見いだし得ぬ一部のアウトサイダーのものと考えている。が、氏の指摘には、私の論調に似た痛烈な皮肉がある。情報の多様化やレジャーの豊富さ、それらに埋没して生活しているかぎり、何も今さら「生き甲斐」の意味を問う必要もない人種（？）が、現代人のなかに拡がりつつある皮肉なのである。

私は精神科医として、これを一般化するのに躊躇《ちゅうちょ》を覚える。なぜならレジャーにうつつを抜かすほど現代の若者はバカではない。一方、中・高年は窓際族になっては大変と仕事への努力を傾注してやまないからである。

たしかに、小此木氏のいう「モラトリアム」人間は、私たちのところにくる若者のなかにもいる。また、本書でもすでに紹介したケースのなかに、そういう人がいたことにも、恐らく読者の方がたは思い当られたことであろう。

しかし、大多数の人はやはり生き甲斐、働き甲斐、そして自己の存在のあかしを求めて、生真面目に生活している。たとえば、息子か娘がノイローゼに陥ったとき、彼らの両親（たいていが中・高年）の私たちに持ちかけてくる相談には、ゆとりを失ったさなかにおける心の温かさが感じとれる。

逆に、対人恐怖とか劣等感コンプレックス、ときには登校拒否に陥った若者たちが、どんなに両親に反撥しながらも、その愛情を深く憶っているかを知らされる機会も多い。

男女の関係についても同じことが言えるようだ。フランソワ・モーリヤックは、今からはるか前に、「愛」の不毛さをその小説に結実しながらも、なお、「愛の渇望」を陰画の形で定着するのに成功した。

それは、人間の極北を見据えた人でなければ表現し得ない心の構造として示されている。

イギリスの小説家、グレアム・グリーンの諸作品にも、人間が終生、愛を求めつづける存在でありながらも、その破綻への絶望が表現されているが、読後の感銘は、神（あるいは本来の心といってもよい）から見捨てられた人間の宿命として強く胸に響く。

精神科医になりたての頃、モーリヤックやグリーンの小説が、私にある救いを与えてくれていた。若さのゆえだったろうか、なかなかに治らぬ患者をかかえ、私自身の心の惑いを感ずる日々が余りにも多かった。が、それを救ってくれたのが彼らの小説であったのを、ここに正直に告白しておこう。私自身が、当時ノイローゼに陥っていたのかもしれないから。

話をもとに戻さなくてはなるまい。誰もが不安を抱え、心の惑いを感じているはずである。それにもかかわらず、「それはいけないこと」として、インベーダーやディスコ、それにゴルフやテニスなどに無意識に自己韜晦《とうかい》を計ろうとする心の安易さを、私は指摘したい。

たしかに、現代はその有形無形に提供してくれるレジャーか、愉悦にひたりきってしまえば、思ったより気楽に生活できる。いわば麻薬的な、レジャー本来の意味を失った疑似的レジャーが横行している。

もちろん、それらが趣味であり、好奇心の対象であり、発散であるのを私は否定しない。が、それらに埋没してしまうとき、その人の心のひだは失われ、「のっぺらぼう」なモラトリアム人間に堕する危険が待っている。

逃避も自由、拒否も自由、妥協も自由、それに迎合も自由、などの現実の自由の多様さが、かえって人びとの心を不自由にしているのではあるまいか。かつて、ドイツの精神科医フランクルは、「自由の目まい」を指摘した。小説家サルトルは、「自由の嘔吐《おうと》」を作品に結晶させた。

現代人の心は、「自由の重み（?）」に窒息させられてはいないだろうか。私の若き知友のB君は、「高校時代がなつかしい。受験、受験の重みに精根をすりへらしていたぼく。でも、大学にすんなり入ったら、何か一度ドロップ・アウトしたい気持。これでいいのか、こんなに自由なのか……。それで社会に通用する〈ぼく〉ができ上るだろうか？」と、彼の本音を語ってくれた。

現代人の心の構造は、「創案的な知性主義」を目的として、メインテナンスの努力をつづけるあまりに、人間の本来持つ可塑性を失ったままでいる。自由であることのおそろしさを感じ取るセンスさえも失って、たとえていえば、釈迦《シャカ》のサール・ナートの今の遺跡に似て、照る日を背景とする空しい塔に象徴されるような構造物に化してはいまいか。

三　現代の危機を感じる心

「草も木もない地面のひろがり……、といっても砂漠でも溶岩地帯でもない。暗灰色に粘った感じで、月面のクレーターのようなものがあちこちに見える」（吉行淳之介「怖ろしい場所」）ような心象風景。それは、すでに述べたいろいろな「ケース」に特異なものではあるまい。ふり返ってみると、実はそれが私自身の今の心でもある。賑やかな現代人の心の深層にも、このような心象風景が焼きついているに違いない。

このような心象風景のなかでは、未来に向って生きる「生命のエネルギー」を支える「現実感覚」は失われてしまう。砂漠の灼熱も、溶岩の熱の押し寄せる圧力も、はたまた月面クレーターの冷たさも、すべて無縁のものとなる。その極致が、すでに述べた「離人症人間」の心である。

それは、正常と異常の区別の彼岸のものとさえいってよい。なぜなら、賑やかな遊び、知的情報の過剰、猛烈に忙しい仕事、強烈な感情の奔走、などなどのあとに、誰しもが襲われる虚脱感と同じものだからである。

ここで、現代人の心の双極構造が明らかとなる。

ひとつは、知的生活に没入せざるを得ないあわただしい人の心、もうひとつは、いくら遊んでも、働いても、満ち足りた充足感を味わえない「遊び・仕事中毒」の人の心である。そして、なにかの機会に彼らの「多忙な日常性」の断絶されるときに、離人症的状態が現われる。

この原因を、私は急奔する心のエネルギーが、突然に目的を失って空転するためと考えている。

現代人は、仕事にせよ、遊びにせよ、あまりに熱中しすぎる。それが悪いというのではない。競争がどのような「場」であれ、いつも日本人の心性に影響を与える「集団無意識」として、現代では人びとの心を危機に落としいれるような力を持っているのを示唆すれば、それで十分なのである。

仕事にせよ、遊びにせよ、むきになりすぎて〈ゆとり〉を失う現代人の心の構造は、勤勉、実直、競争場裡での勝利以外に、なんらの価値を見いだせないほどそれぞれに共通だ、といえばもっとわかりやすいかもしれない。

ここで明らかにしておきたいのは、〈勝利〉にしか価値を置かない日本人の心性である。オリンピックやスポーツの世界なら、それはメリットであるかもしれぬ。しかし、生活のあらゆる場面で〈勝利思想〉が牛耳るところでは、人間は、生活と人生の目的の混同を来すのが、また心の構造といえるだろう。

たとえば、某々という企業のなかには、いつも営業成績一番のセールスマンは必ずいるものだ。が、いつ、いつもそうなる人の心の構造は、目的と手段の混合したものになっていることを指摘しておかなくてはなるまい。すでに述べたように、「うつ病」や「うつ型神経症」の多くが経験する使命感は、目的も手段も目に映らない。ディジタル時計の数字でしかなくなるのである。

そして、現代の日本は、手段を目的とすりかえるのに成功（？）した。それに、手伝って力あったのは、勤勉・実直以外に価値観を持たない、日本的「集団無意識」である。

こうして、現代人の心はメインテナンスの努力こそ至上、という枠組みのなかに組み込まれてしまう。それは意識すると否とにかかわらず、不幸なことである。

現代における危機的社会構造は、彼らのメインテナンスの努力によっておぎなわれ、またこれからもその通りであるのに変りはない。しかし、そういう心の構造は、自分、家族そして社会にとって、本来の危機が何であるかを忘れさせる麻薬的効果を持つ。

昭和十五年から始まった軍事戦争の大義名分が、姿こそ違え、経済戦争として日本の命脈を保つ唯一のもの、、としてしか考えられない迷妄に変身しただけのことである。すでにその萌芽は見えている。

いま、私たちは可塑性のある未来へ向うエネルギーを間違って費消しているのかもしれない。そして、「ケース」が示唆する危険から身を守る努力が、今こそ必要なのではないだろうか。

四　建前と本音

あるとき、私は「中高年労働者は企業にとって負担か」というNHKのテレビ番組に、中立の立場として出演したことがある。経営者側と、中・高年労働者側の意見の対立は、論戦では軍配をどちらにも上げようのないほど見事だった。が、現実は違う。中・高年の労働者側からする経営者に対する論点は、すでに彼らが、スピンオフしたか、あるいは企業内にいても言いたい放題のことをいえる立場にあるか、それらの自由な立場の人びとの発言だったからである。

私はその番組で、「うつ病者」の立場を擁護したのだったが、それは完全に番組のなかでは浮いていた。そして、私は思ったものである――経営者貴族と、労働組合の貴族がいることを。

正直にいって、そのあと私はしばらく、「ゆううつ」であった。権利の主張ができる者同士のやりとりに、建前と本音の交錯が上手に、まるで馴れ合いのように展開されたからであった。それは、労使交渉の場に過ぎず、私が指摘した企業のなかの人間の心を、いささかもくみとろうとしない論議に始まり、そして終ってしまったのである。

番組は「ああいえばこういった方がいい」「こういわれたらああいえば得だ」という、心の文《あや》からはずれた知的生活路線でしか、話が進展しなかった。これがもし、家庭における親子関係・夫婦関係であったらどうであろうか。おそらくまったく違って、心と心の相剋《そうこく》に近い場面がおのずから露わになるはずだと思う。

私は、「なんだ、立場は違っていても、主張はまったく同じじゃないか、お互いに危機を認めず、現実を回避することに奔命している」と感じたものだった。たしかに知的生活のレベルでは最高の論戦だった。だが、双方に「働くものの心」を受けとるとしても、その本音は、建前論に押しつぶされたかのような感を、私に与えたのだった。

五　重層的な心の構造

その録画が終ったあとのこと。経営陣に属する論客はとうに去っていた。スタジオのなかにある小さな部屋で労働者側の人たちの耳をふさぎたくなる雑談がつづいていた。「彼ら（＝経営陣）からやっと言質をとりつけたな」「もっともこの場でA氏が出て来たのには理由があるな、彼が一番困ったんじゃないか。言葉をとくに選んで慎重に発言していたぜ」「B氏はそとづらのいいことばかり言ってたね、ああいう奴は、実は企業の内部ではワンマンなんだ」――ざっとそんな言葉の行き交いであった。

私は、早々にその場を去った。去ることを私はプロテストというより、ただただ、こうまですれっからしが、いる、ということの悲しさを感じたゆえであったように思う。

しかし、精神科医である私は、こういう現実をセンチメンタルに避けてはならないと思う。つまり、強者と強者の衝突はどこの国にもあるし、それは力の関係で決まること。知的生活を身につければ、立場、立場に応じて、交渉の余地と、かち取る成果はいくらもあろう。それは商取引とまったく同じなのである。現代人の心は商取引に無意識のうちに価値をおきすぎる。商取引なら信用第一だが、それは所詮、金銭関係だけのこと。そこに「心」はない。だから保身と逃避と妥協が現代人の心の構造と化する。

日本全体が企業化した現在、私は利潤追求の論理と戦略が、今後さらに激化する現実を思い知ることができる。

それが、日本の今後生き残る道であるなら、それにさからう術《すべ》もあるまい。ラブレーはいった――「運命は従うものを潮に乗せ、拒むものを引いて行く」と。だが、そうかんたんに割り切ってよいものか。

危機があるとき、それを心のレベルで受容し、心のなかで解決をはかるのは、本来なら望ましいことである。それにもかかわらず、現実にはそれが無駄のようである。頭脳流出が医学界のみならず、他の学界でも相ついでいる。その代表を、私は物理学者の江崎玲於奈氏の生活の軌跡にみてとることができる。しかし、彼とほとんど同じぐらいの能力を持つ人びとも、日本にはたくさんいる。とくに、現代女性にそういう方がたがいることも、私の交友の範囲から識らされる機会が多くなった。

「集団無意識」の日本的構造のなかに潜む矛盾、それにもとづく「アウトサイダー」に対する偏見の強さ、それらが、今の中・高年の心の奥底に、根強く横たわっている。それが頭脳流出をもたらし、女性蔑視の考えを育てるのではないだろうか。さらに悪いことには、現代を担う清新な若者の心を、「偏見」が蝕《むしば》む。そして、日本の歴史を辿れば、危機的状況は数多くあった。それらを乗り切ったのは、知的操作でもなく、感情的な妥協でもなかった。まして、それが一人の英雄の力によるという史実はまやかしである。建前と本音を使いわけないで、一生懸命に努力する庶民の力であったと私は思う。

精神医学者としての三十数年の経験から、私は「心の構造」をある規範に定め合わせることの必要性はたしかにあるのが現代だと肯定しよう。しかし、現実的かつ平均的な、「規範」からはみだした心を、「異常」だとする考え方にすべてが左右される「集団無意識」が残るのをどう考えるか。

私はこういいたい——「現実から真実へ、真実と現実との混乱のなかで、きわめつきの苦痛を体験している人びとがいる、彼らの発言を聴きながら、心を忘れた現代人に軌道修正のフィードバックをかけることが、未来へ向う心の幸福の道を探るいとぐちになるのではないか」と。

「こころ」を忘れた人間は、コンピュータに過ぎぬ。だから、知的生活の方法が必要となるのだろう。現代人の心の構造はしだいにコンピュータに似てくるに違いあるまい。そして、危機があるのを忘れる心が生れるとき、明治維新とはまた別の改新（evolution）が起こるかもしれない。二十一世紀にかけての日本は、国際場裡で、「こころ」再発見のルネッサンスの先駆となる使命を持っているのではあるまいか。

あとがき

私たち日本人は、昔も今も変りなく、生活のなかでの歓びこそ「人生」と悟って生きている。だから、西欧のものであろうと、アジアの遺産にせよ、およそ心を打つ美しいものを、取り入れてきたし、今も、そしてこれからもそうするに違いない。

とはいっても、一抹の危惧がないではない。戦後の焦土から立ち直ったとたんに、経済成長を目指した、ひたすらな〝文明化〟政治が、国民全体の目標であるかのように人びとを導いた。その結果、日本人の八割は中流意識を持ったといわれる。果してそうだろうか。むしろ、

「富」を求める競争が激化している現実は、より苛酷になりつつある。

しかし、競争にあけくれるとき、勝者にも敗者にも訪れるのは、「心のしこり」ではないだろうか。富の恵みに浴した人びとに、コンパッションの情はとうに失われている。一方、富にあやかれない人びとの心には、大きな不満がみちみちている。このギャップは、日本ではあまり広くかつ深くなってはいない。ふたたび論旨を前に戻すと、皆が勤勉によく働いているからにほかならない。

こうした状況のなかで、私たちは「こころ」を忘れ、それを忘れたことさえ知らぬかのようである。ノイローゼの増加はこのことと無縁ではない。親の死後、遺産を目的とした訴訟が多い、と聞いたが、その根拠の一端を伝えてはいないだろうか。

私は、精神科の臨床医として、心のトラブルに到る人びとに接してきたし、今もそうである。私の経験をひとことで語れば、現代では、知的衣装を身にまとったはずと思われる人が、「心の危機」に陥るばあいも多くなりつつあることである。

本書は昭和五十五年、ちくまぶっくすの一冊として筑摩書房から上梓された。その中で私は、私の臨床経験を根底にすえ、人間の危機を具体的に述べ、さらに現代から来世紀へかけての「心の危機」に警鐘を鳴らし、その原因にもメスを加えた。不幸にして、私の予見は当っているようである。何故なら、現代人の置かれた状況は、富が与えてくれた〈安らぎ〉は一層失われて競争の激化にはさらに拍車がかかり、

「生きる幸福」は手の届かぬところに行ってしまった、とさえ言えるだろうから。

ここに、本書を「文庫」とするに当って、内容に一部加筆したが、本旨は変っていない。「人間の心の再発見」を、というライト・モチーフは一貫していると思う。一切の、時代への迎合など加えなかった。いま、生活状況はめくるめくほど早く変化しつつあり、その速さと密度に即応できること、それが「自己の心の強靭さと優しさ」であることをも指摘しておきたい。

昭和六十二年二月十六日

平井　富雄

解説　悩める人間をみつめる目

加賀乙彦

私たち日本人の生活は豊かになった。身の回りを便利な製品に囲まれ、情報化の革新で知識が増え、何も不平不満を言うことがないように見える。戦争直後の、あの欠乏と鎖国同然のみじめな有様から、ここまで来たという感慨は中高年の人々に満足をあたえ、若い人たちはそれを当然のおくりものとして享受して疑わない。しかし、そういった物質的繁栄のかげに、忍び寄ってきたのが、心の危機である。

私も精神科医の一人として、いつも思うことだが、時代の奥底に忍び寄る不安を、もっとも先駆的に、敏感に嗅ぎとるのは心を病む人々である。精神病やノイローゼの発症の仕組や症状のありようには、時代のキシミが如実に示されている。世の中が豊かになるにつれて、心が貧しくなっていく逆説を、彼らを、みずから悩むことによって証明してみせてくれる。

それは、ヒトゴトではない。精神病やノイローゼになるのは、どこかの他人ではなく、私たち自身なのだ。ある日、あなたはユーウツになり働けなくなる、誰かに悪口を言われるような気がして不安になる、この世の中が何か非現実に見える……。この時代に生きるかぎり、時代の病根から私たちは無縁でいるわけにはいかない。心の病いは私たち各自の問題である。

練達の精神科医として平井富雄氏は心を病む多くの人々を診てきた。臨床医として彼らの治療に従事しながら、時代の底にうごめく不安を見詰めてきた。本書には、氏の長年にわたる臨床経験と、それにもとづく思索が盛られている。ここには、精神医学の体系や理論を振りかざして要領よく時代相を料理してみせるたぐいの、小ざかしい営為はない。あくまでも事実に即して、時代の奥を透視していく堅実な姿勢が本の全体につらぬかれている。事実の持つ重みが、その不透明な存在感そのままに伝えられてくるような書き方である。

読者は精神科医の診察室に臨場するような感じでもって、いろいろな病いに接する。そして、〝狂気〟〝精神病〟〝ノイローゼ〟と、日常ごく大ざっぱに称されている事実が、実は人間ひとりひとりの、のっぴきならぬ悩みの末に現れることを了解するはずである。

事例は慎重にえらばれている。著者も言うように、「数々の事例は、特定の一人のことではない。同じような悩みにさらされ、人間らしく生きたい、と考える事例の重ね焼きである」。一つの事例を読むと、その背後に数多くの事例が立ちあらわれてくる趣きが、本書の叙述に厚みや奥行きをあたえている。こういう操作ができるのは、長年にわたる臨床経験があるからである。私は、いくつもの事例に、自分自身がかつて診療した患者の影を見出してびっくりしたが、考えてみれば事例のえらび方に、そういう拡大と普遍化があった以上、当然のことではあった。

本書は、精神医学の体系や理論を知らない人に、精神病やノイローぜのありさまを、きわめて分りやすく示してくれる。まず事例——悩める人、人間らしく生きたいと思う人——が目の前にあらわれてくる。精神医学者はそれらの人々に診断や症状という名札をぶらさげて分類する。日曜神経症、被害妄想、罪業妄想、貧困妄想、うつ病、離人症、躁病、記憶喪失、過食症……といった具合である。しかし、そういった分類は、当の悩める人の立場からみれば事柄のごく一部にすぎない。一人一人の人間が顔も性格も境遇も違うように、同じ名前の心の病いの人々の現実は、実は十人十色だ。こういう事実を、読者が事例を通じてつかんでいけるのが本書の特色である。

診断や症状のむこうに、一人の悩める人間の姿を見出すこと、それは精神科医の臨床でもっとも重要な目標なのだが、残念ながらえてして忘れられがちである。多忙な精神科医のなかには、診断し分類し、病者に向精神薬やトランキライザーを投与すると事終えりとしてしまう人がいる。しかし、病気を治すとは、病気のよってきたる構造を了解することでもある。病める人々への暖かい配慮こそが、そういった了解を医師に可能にさせてくれる。

そこで現れてくるのは精神科医の人間性である。悩める人を治す人間の姿が本書を読み進むにしたがって、くっきりと現出してくるのが本書のもう一つの効用である。心を病む人々への差別や偏見が跋扈《ばっこ》している現代社会において、病者を人間として暖く見守る、こういう視点こそが大切だ。

著者の文学への愛が、本書に彩りをそえていることも付言しておきたい。冒頭、心という現象を導入するのに夏目漱石の『こころ』を引用したり、『行人』の分析を通じて不安を照明したりしている。ヘミングウェイの〝ひとりごと〟、サルトルの〝狂気好き〟、ジョージ・オーウェルと〝妄想世界〟、シェークスピアの劇における人間心理の洞察などは、本書をたのしい読物にするのに大いに役立っている。

本書は、株式会社筑摩書房のご厚意により、ちくま文庫『心の危機をみつめて』を底本といたしました。

平井富雄（ひらい・とみお）

1927年、東京に生まれる。東京大学医学部卒業。東京大学医学部分院神経科医長、日本精神神経学会理事長を歴任。著書に、『脳と心』『精神衛生管理』『精神の危機』ほか、多数ある。1993年１月逝去。

心の危機をみつめて―精神医学の立場から―

（大活字本シリーズ）

2015年12月10日発行（限定部数500部）

底　本　ちくま文庫『心の危機をみつめて』

定　価　（本体3,100円＋税）

著　者　平井　富雄

発行者　並木　則康

発行所　社会福祉法人　埼玉福祉会

埼玉県新座市堀ノ内3―7―31　〒352―0023

電話　048―481―2181

振替　00160―3―24404

印刷製本所　社会福祉法人　埼玉福祉会　印刷事業部

ISBN 978-4-86596-054-9